ライフサイエンス選書

股関節の痛みと向き合うための5章

編　ライフサイエンス出版 医療編集室

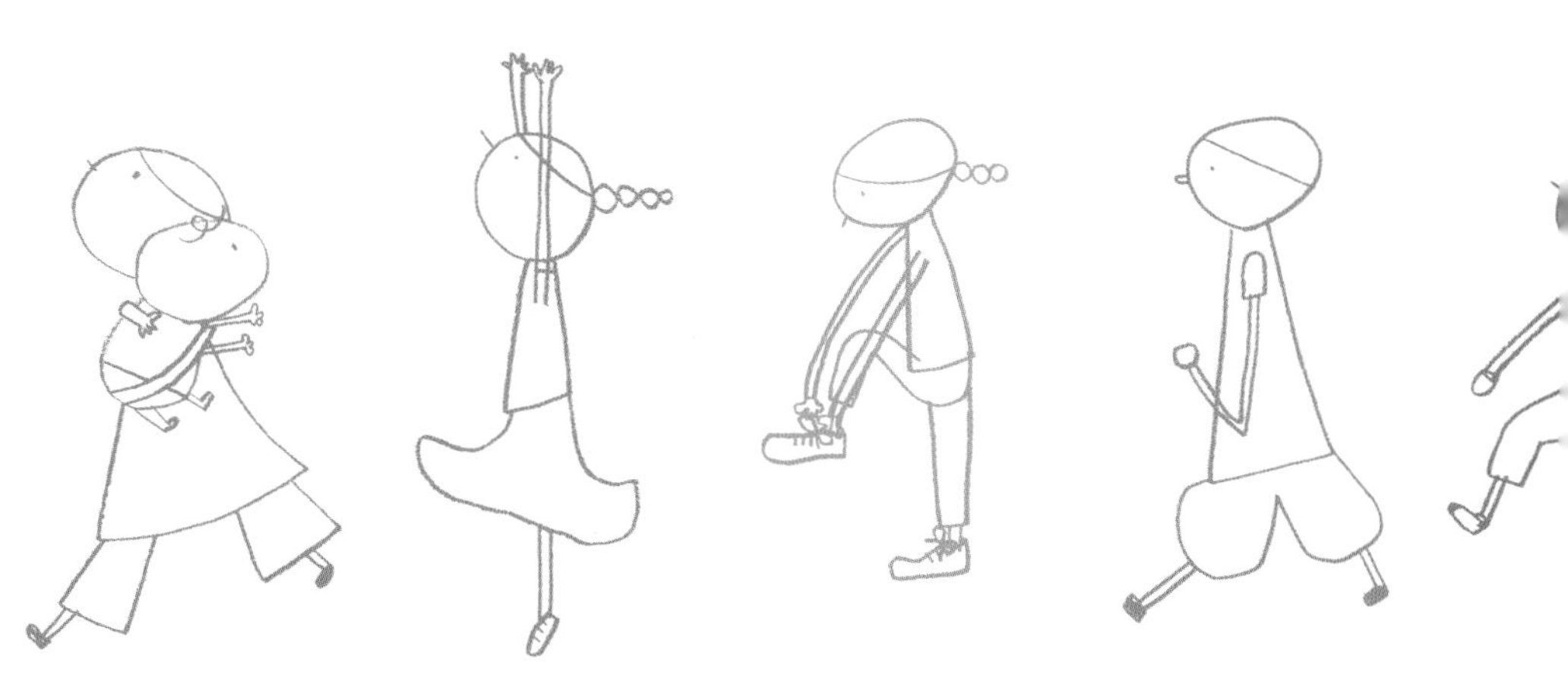

ライフサイエンス出版

はじめに

この本には、股関節に障害を抱えたさまざまな方が登場します。

「痛みに耐え切れず、お店で泣き崩れたことがありました」

「世の中で、いちばん痛みに苦しめられているのは自分ではないかと、思い込んでいました」股関節の痛みと、それをひとに分かってもらえないときの辛さは、本書を手にされた方ならば、きっと思い当たるのではないでしょうか。


「そんなに痛むのですか？」と怪訝そうな顔をした医師。

「手術をしないならば、もう来る必要は無い」と言われ、目の前が真っ暗になったと語るひと。


「できれば、手術はしないほうがいいわ」との患者仲間のアドバイスを信じて、ひたすら保存療法を続けてきたひともいます。

「人工股関節は20年ぐらいしかもたないから、再手術をしたくなければ、60歳過ぎまで手術はしない方が良いと説明され、今までずっと痛みをがまんして来ました」

私たちの周りには、大切な判断を狂わせるような不正確な情報が、思った以上に多く存在します。

「二人暮らしをしてきた長男が、大怪我をしました。このままでは共倒れになるかも知れないと考えると、自分は手術をしたくないなどと言っている場合ではないと思いました」

「夫が高齢で体が不自由になったため、今度は私が介護に回らなければならず、手術を決意しました」状況次第で、私たちは難しい決断を迫られることがあります。

こうした問題を、体験者の方々は、どう乗り越えてきたのでしょうか。この本は、変形性股関節症を持つ10人の患者と、治療を通じてそれらの方々と向き合ってきた11人の医療者に対して行なった、延べ30時間にわたるインタビューを元に構成されています。

体験者の思いを知った読者の中には、同じ状況で悩むのが自分だけではなかったことに気づき、それらの方々に共感を覚える方もいらっしゃるかも知れません。

また、医療者たちが専門の立場から語る、病気の仕組みや最新の医療技術、そして日常生活へのアドバイスは、読者が毎日の生活で感じる不自由さや苦痛を軽減させるのに役立つことと思います。この本で取り上げる主なテーマは、第1章の中で次のように紹介されています。

「痛みから逃れたい」、「保存療法か、手術か」、「玉石が混じった医療情報」、「医師の言葉と患者の気持ち」、「保存療法が有効な場合」、「手術による痛みからの解放」、「人によって異なる手術のタイミング」、「手術結果を左右するリハビリテーションの中味」、「患者のこころに寄り添う医療者」、「地域連携（病診連携）の力」、「周囲の理解との板挟み」、「最終的に決断するのは〝自分〟」、「病気との共存」

本書を手にされた方の中には、股関節の痛みの原因がよく分からず、漠然と不安を感じている方もおられるでしょう。また変形性股関節症と診断され保存療法と取り組んでいる方や、手術の可能性について考え始めた方もいらっしゃるかも知れません。あるいは、すでに手術を終え、術後のリハビリテーションに励んでいる方もおられるのではないでしょうか。

変形性股関節症は、直ちに命にかかわる病気ではありません。多くの方の場合、自分の治療方針を決めるための時間は十分にあるはずだと、専門家たちは口をそろえて言います。

股関節の障害に悩む方が、ひとりでも多く、この本を通じて正しい知識に接し、具体的な改善目標に向けたヒントを見つけられることを願っています。

２０２０年　秋

ライフサイエンス出版　医療編集室

＊本書に登場する患者の氏名は、個人情報保護のため、ご本人同意のもとに、すべて仮名とさせていただきました。

目次

第2章　これだけは知っておきたい変形性股関節症の話

近藤宰司

第3章　より良い治療を目指す地域の連携

広瀬　勲　永井　聡　前田昭彦

第4章　変形性股関節症と向き合う人たち

第5章　運動と日常生活へのアドバイス

第1章　この本でお話ししたいこと

変形性股関節症。この病気に悩む人は、全国に１００万人ほどいると言われています。さまざまな年齢や生活環境の中で、患者は何に悩み、どう折り合いを付けながら病気と向き合っているのでしょうか。

第1章では、体験者の話をもとに、この本でお話しするテーマについて、ひと通り触れてみたいと思います。

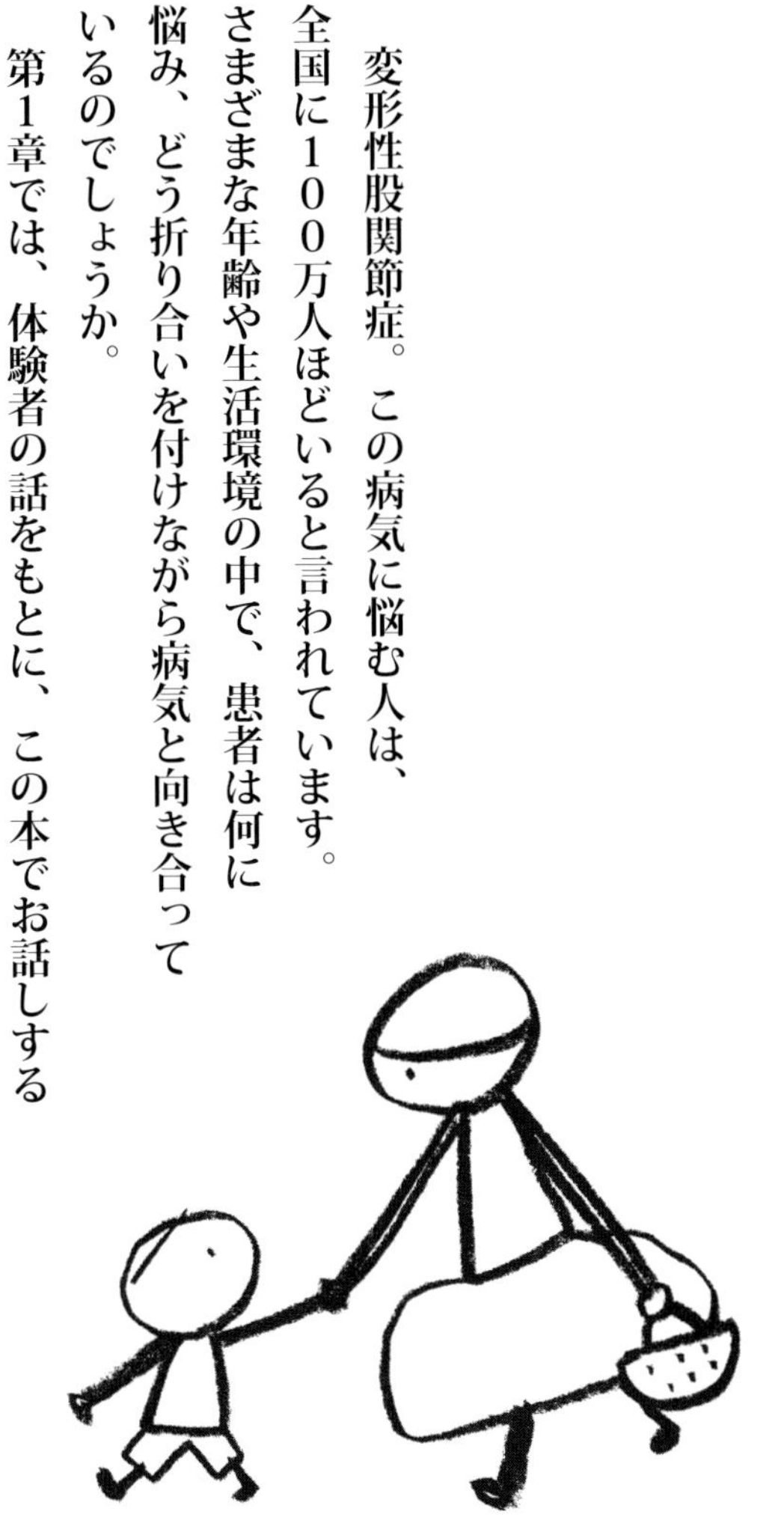

痛みから逃れたい

痛み――。これが変形性股関節症の患者すべてに共通する、最大の悩みでしょう。

患者は四六時中、「この痛みから逃れたい……」と願いつつ、毎日の暮らしと向き合っています。

長岡純佳さん（仮名、61歳、女性、第4章72ページ）は、25歳頃から股関節に痛みを感じるようになり、40歳で変形性股関節症と診断されました。50歳を過ぎると痛みはさらに強まり、がまんできないまでになってきました。

「とにかく痛みには苦しめられました。痛くて歩けないのが本当につらくて……。自宅の浴室には段差があり、浴槽を出て床へ下りるまでに10分はかかります。痛みで足を踏ん張れないため、生活はとても不便でした。

手で体を支えながら洗い物をし、食器を棚に入れようとしても、足に体重がかかるので入れることができません。丼を取ることもできない。足を踏ん張れないので洗濯物も干せないのです」

痛みは寝ているときにも襲って来ました。眠れない夜が続き、24時間が痛みとの闘いでした。精神的にも追い詰められて、もはや限界を感じ、人工股関節置換術を受けることを決意しました。

丸山順奈さん（仮名、63歳、女性、第4章74ページ）は、6年前、大学病院のX線検査で、軽度の変形性股関節症と診断されましたが、実際の症状とはズレがありました。教員をしていたため、長時間立ったままの授業や、荷物を持って階段の昇り降りをすることが多く、そんなとき痛みを特に強く感じました。

「幸い、寝ているときは痛みを感じませんでした。寝ていても痛むようであれば、とうに手術を考えていたでしょう」

丸山さんは、この病気の保存療法で有名な山梨県の病院で運動療法に取り組み始め、並行して作業療法士が主宰するリハビリスタジオにも通いました。

この2つを組み合わせることで、最近は、痛みが徐々に和らいできたと言います。

「最もつらいときの痛みを10とすると、現在は2程度にまで改善しています。でも少しでも歩き過ぎると、筋肉に過剰な負荷がかかるせいか、痛みが出ます」

痛みというものは、極めて個人的な感覚です。他人の痛みを実感することはできません。だから自分がどれだけ痛みに苦しんでいるかを、周囲の人にはなかなか分かってもらえず、そのことが患者をさらに孤立させていきます。

最初に紹介した長岡さんは、痛みが限界に達したことから、いったんは手術を決意しましたが、直前で思いとどまりました。そして作業療法士の山田稔氏から心身両面のセラピーを受けるうちに痛みへの理解が進み、恐怖が薄らいでいったと言います。痛みの詳細を聞いた山田氏は、「その痛みは、筋肉に問題があるように思います」と説明しました。それまでは、骨自体が損傷しているから痛いのだと単純に考えていたので、最初は納得がいきませんでした。しかし軟骨には神経が無いことでもあり、自分の痛みは股関節周囲の筋肉の問題だと実感するようになって、治療に対するイメージが少しずつ変わっていきました。

「私は、世の中でいちばん痛みに苦しめられているのは自分だと、ずっと思い込んでいました。ですから、あるとき全身麻痺の人が口に筆をくわえて描いた絵を見せられて、『こういう人でさえ頑張っているのだから』と言われて無性に腹が立ち、『だってこの人は痛くないじゃない！』と言い返していました。このように、以前は考え方がとにかく後ろ向きでした。

けれども、痛みの原因がイメージできるようになると、自分の症状と正面から向き合えるようになりました。この病気とつきあっていくうえで大切なことの一つは、〝痛みの正体を知る〟ことではないかと思います」

保存療法か、手術か

変形性股関節症を抱える人の多くは、保存療法か手術かの間で気持ちが揺れ動きます。誰もが、できれば体にメスは入れられたくないと考えます。けれども、保存療法には限界があることもまた事実です。患者は、どのようにして自分なりの答えを見つけ出していったのでしょうか。

保存療法を続けて６年。現在は、痛みも関節可動域も改善した状態で落ち着いている丸山さんは言います。

「私が手術を受けないいちばんの理由は、股関節の悪い状態がすでに全身に及んでいて、ほかの症状も引き起こしており、1カ所を手術しても完全な体に戻るわけではないと思うからです。幸い今は痛みも和らいでいるので、このまま手術をせずにいければ良いと思っているのですが。でも手術を受けて元気になった方にお会いすると、やはり迷いが出てきます。いまだに、保存療法と手術の間で心が揺れ動くことがしょっちゅうです」

永田和美さん（仮名、67歳、女性、第4章81ページ）は、26歳のときに変形性股関節症と診断され、2年後に右脚の外反骨切り術を受けました。女性の社会進出が始まった時代で、永田さんもバリバリ働き、ひとりで生きていこうという熱意に燃えていたからです。

「この先も自力で生きていかなければならない。だから、手術でも何でもしてやろうという心境でした。手術さえ受ければ、普通に動けるようになるはずだと思っていました」

入院中に、急きょ左側股関節の手術も受けることになりましたが、手術後も、股関節の可動域はあまり広がらず、再び保存療法を続けることにしました。

「自分の受けた手術は果たして必要だったのか、という疑念が頭をかすめたこともありますが、医療の進歩とはそういうものだとも思います」

その後痛みが再び強まり、日常生活動作も思うように行かなくなったときに示された選択肢は、人工股関節置換術でした。60歳のときに夫が亡くなり、子どもたちも独立したため、手術を決断しました。

「体に異物は入れたくなかったので、本当は保存療法で通したかったのです。でも年齢と、これから先のひとりでの生活を考えたとき、自ら動ける体でいなければ困ると思いました。寝たきりになるのは嫌だし、そうかと言って、子どもの世話にはなりたくありませんし」

大谷裕美さん（仮名、64歳、女性、第4章75ページ）は、幼い頃から股関節に問題を抱えていました。病名は、先天性股関節脱臼と、生まれつき股関節の屋根にあたる部分のかぶり方が浅い、寛骨臼形成不全の2つです。股関節の屋根はほとんど無い状態でした。

11歳のとき、右側の股関節に、自分の骨盤の一部を切って移植する手術を受けたため、右側の骨盤の骨は半分に減ってしまいました。さらに40歳のときに、右股関節の寛骨臼回転骨切り術も受けましたが、病気はその後も進行していきました。けれども、自家骨移植によってすでに骨盤が薄くなっていたため、人工股関節置換術は受けることができません。

「私は今後、これ以上の手術はできません。手術を受けるかどうかで迷われる方も多いと思いますが、人工股関節置換術を受けることができるというのは、ある意味で恵まれているのです。保存か手術かで悩む気持ちは分かりますが、痛みをがまんする必要はありません。何を選択してもリスクはあります。人工股関節置換術の選択肢が残されている人は、いずれかの段階で踏み切ることを考えてもいいと思います」

下田敏江さん（仮名、82歳、女性、第4章79ページ）は、52歳のときに右脚の付け根に痛みが出現し、4年後に両側変形性股関節症と診断されました。医師からは、年齢的にも人工股関節の置換が必要と言われましたが、手術は受けず、保存療法に取り組むことにしました。

しかし関節の変形は年齢とともに進行し、痛みで歩行にも支障が出てきたため、81歳になって、両側の人工股関節置換術を受けることにしました。

「私は長年、夫のサポートを受けて、何とか生活を維持してきました。でも夫も高齢となり、今度は私が支える番です。先々の生活を考えると、私が動けなくなるわけにはいかない。それが手術を決意した大きな理由でした」

玉石が混じった医療情報

患者が保存療法か手術かで迷う原因の一つに、「正しい情報が得にくい」という点があります。患者が必要とするときに的確な情報が提供されない、言い換えれば、正しい情報がどこにあるか分からない場合が多いのです。

例えば、過去の医学知識にこだわる医師の説明や、インターネット上にあふれる玉石混交の情報、さらには患者の間で交わされる医学的根拠の乏しい噂などに振り回され、患者は正しい決断を下せずにいるというケースが指摘されています。

長年、保存療法を続けてきた丸山さんも、いつも困ったのは情報量の少なさでした。最初に受診した大学病院では、医師からの指導も無く、治療手順などもほとんど示されませんでした。そのため、健康雑誌などで変形性股関節症の特集を見ると、反射的に手を出していました。患者会で断片的な知識を得たり、病院の待ち時間に患者同士で情報交換をしたりしましたが、そうした雑多な情報が増えていくにつれて、混乱も増していきました。

「手術を受けた人の多くは、異口同音に『楽になった』と言います。それを聞くと、自分も手術したほうがいいのではないかと思います。でもそれは、手術がうまくいった人の場合なのでしょうね。うまくいかなかった人の話は、なかなか表には出てこないような気がします」

「インターネットなどの情報には、フィルターがかかっている」と指摘するのは、**西村千秋さん**（仮名、57歳、女性、第4章83ページ）です。

「患者には専門的な知識がないので、目の前の情報が正しいかどうかを判断できません。それに加えて人間は、自分に都合の良い情報だけを集めたがるものです。大切な情報は、なるべく広く用意しておくことが必要です」

西村さんは、最善の人工股関節置換術を受けたいという思いから、インターネットなどで情報を集め、関東から関西まで、数カ所もの病院を回って、医師から直接説明を聞くことにしました。

「病気になると動くのがおっくうになりがちですが、私の場合は苦にならず、杖をついてどこにでも出かけていきました。ホームページだけ見ても、医師の腕や評判などは分かりませんし、術後のリハビリについても、どのような状況なのかよく分かりません。最終的には人と直接会って、話して、確認していくしか手はありません。その場合は医師だけでなく、リハビリスタッフや患者など、できるだけ多くの方から話を聞くことを勧めます。その場に出向いて、多くの人から得た情報と自分の感覚とをすり合わせて、信頼できる医師あるいは病院であるかどうかを、総合的に見極めることが大切です」

下田さんは、保存療法に熱心に取り組んだ結果、体の状態をある程度は改善できたものの、最終的には81歳で人工股関節置換術を受けることになりました。それまでは、病気を自分で管理するためには、同じ患者仲間との情報交換や支え合いが必要と考え、保存療法の勉強会を立ち上げて、30年近く活動を続けてきました。例えば、下田さんが施術を受ける理学療法士の東保潤の介氏などの専門家を招いて、Ｘ線写真の見方の勉強会を開いたりもしました。

このように、積極的に正しい情報の取得を目指してきた下田さんは、ある意味では理想的な患者と言えますが、保存療法にこだわりすぎたと反省の弁も口にします。

「保存療法で病気を乗り越えた方の話を聞くうちに、私たちはつい手術の失敗例を探してしまうのです。私の場合、それでますます保存療法に傾いてしまったような気がします。特定の角度から得た情報には問題があると分かってはいるのですが、客観的な立場で情報に接するのは、ほんとうに難しいものだと痛感します」

医師のことばと患者の気持ち

患者にとって、体の痛みや生活上の不安が苦痛の種となっていることは言うまでもありませんが、そうした気持ちを医師に理解してもらえないことは、さらに患者を苦しめることになります。こうしたことを含めて、病院や医師の初期対応が、患者のその後の治療の方向を決めてしまう場合が少なくないことを、今回の聞き取りは示しています。

塩田幸恵さん（仮名、61歳、女性、第４章68ページ）は、生まれつき股関節脱臼があり、小児期から繰り返し手術を受けてきました。

40歳頃から股関節にぐらつきや痛みが出はじめ、50歳を過ぎると疼痛は激しさを増して、夜間痛にも襲われるようになったため、保存療法に積極的な病院で治療を受けることにしました。初診時のＸ線やＣＴ画像には、大きな異常が見られませんでした。医師は「そんなに痛むのですか？」とけげんな表情をし、痛みを十分に理解してもらえなかったと言います。その数ヵ月後、再び画像診断を受けたところ、大腿骨頭がつぶれていることを指摘されました。

「私の場合、痛みが強かったときでも、画像上では大きな異常が見られなかったのでしょうね。そうした場合、医師は『痛むはずがない』と考えます。でも、痛いのは事実なのです。痛みそのものよりも、痛いのを医師に理解してもらえないことがつらかったですね。医学的には説明がつかないにしても、医師には患者の訴えに率直に耳を傾けてほしいのです。画像所見に出ていないからとか、科学的な根拠がないからという決めつけ方は、改めてほしいと思います」

山田恵美さん（仮名、75歳、女性、第4章85ページ）は、55歳の頃、右股関節に痛みが起きたため、近所の整形外科クリニックを受診したところ、変形性股関節症と診断されました。医師は、「手術するしかない」と言い、「人工股関節は、今は10年しかもたないが、あなたが60歳になった頃には、80歳までもつものが出てくると思うので、60歳になってから手術したほうがいい」と説明しました。山田さんはその言葉どおり、クリニックに5年間通院しましたが、その間、理学療法や運動療法は全く行われず、治療は鎮痛剤の投与と電気治療のみでした。

60歳になって大学病院を受診すると、変形性股関節症はかなり進行していました。その後70歳を過ぎてから、山田さんは地域の大学病院で両側の人工股関節置換術を受け、退院後のリハビリテーションを経て、今では痛みから解放されて落着いた生活を送っています。ただ、山田さんには大きな後悔が残っています。

「クリニックへの通院をやめたのは、最初の大切な5年間に、保存療法を受けることができなかったという不信感が募っていたからです。そのときの医師は、患者の訴えに耳を傾けるよりも、自説を一方的に、そして威圧的に伝えるだけでした。病気で不安を抱いているすべての患者は、医師に話を聞いてもらえるだけでも安心するものです。私は、一度かかった医療機関に頼るしかないと思って、5年もの無駄な時間を過ごしてしまいました。医師との相性が悪いと感じたら、がまんせずにほかの医療機関を受診すべきです。自分の体のことなのですから」

下田さんも、かつて同様の体験をしたことがあると言います。62歳のとき、大きな病院でX線検査を受けたところ、医師に「右側の軟骨は薄いが均等にあるので、これ以上は進まないと思います。しかし左側は進んでいます。どちらを人工股関節にしましょうか？」と聞かれたそうです。その後も受診のたびに、「まだ手術をしないのですか？」と聞かれ、その意思がないことを伝えると、あからさまに関心を失った態度をとるようになりました。手術をしなければもう診てもらえないのだろうと感じて、通院をやめたと言います。

そのほかにも、勉強会における体験も、下田さんの心に残っています。

「ある高名な整形外科医ですが、『人工股関節が外れたり壊れたりしたら、また入れればいいのです』と事もなげに語りました。そんなものではありません。患者にとって一度の手術がどれほど大変なものか。医師には、それを理解してほしいと思います」

保存療法が有効な場合

保存療法は、一般的には股関節の変形がまだそれほど進行していない段階であれば、一定の効果が期待できます。また末期であっても、患者の状態によっては、保存療法で長い期間コントロールできる場合もあります。そのように保存療法が効果をもたらすケースに共通する点は、セラピストによって的確な理学療法や指導を受けていることと、患者が自分に合った治療法を見いだし、それを着実に実践していることです。

長年、保存療法を続け、股関節の状態は末期であるにもかかわらず、自立生活を可能にしている患者に、**畠田昌代さん**（仮名、71歳、女性、第4章70ページ）がいます。

畠田さんは、40代に入ってから股関節の激しい痛みに悩まされるようになり、近くの病院で両側の変形性股関節症と診断されました。痛みの強さもさることながら、腰の反りがひどく、出っ尻になったことも悩みの種です。人工股関節置換術も考えましたが、当時、人工股関節は20年しかもたないと言われていました。何とか保存療法で維持しなければならないと考え、体操やストレッチ、プール歩行などさまざまなエクササイズを試しました。

50代になると腰が曲がって前傾し、歩幅は極端に小さく、片足を引いて歩く跛行（はこう）がひどくなりました。脚も左右の脚長差（きゃくちょうさ）がはっきりとしてきました。

「そろそろ手術を受けるしかない」と覚悟を決めたのですが、医師から「人工股関節置換術を受けたからといって、良いことばかりではない」と言われたことも気がかりで、その後も保存療法を続けます。「良い治療法がある」と聞けば鍼灸院や遠方の病院にも通うなど、何でも試してみました。

60代に入ると、痛み自体は以前の半分程度に和らいできました。今でも、体操、プール、外来通院を続けており、特に毎日欠かさないのが、入浴時の30分間マッサージと、無理の無い程度のウォーキングです。これは、専門のセラピストから指導された方法です。

現在、畠田さんの頭の中には、手術の選択肢は無いと言います。症状に浮き沈みはありますが、このまま保存療法でコントロールできそうだと考えています。

では、どうすれば末期と診断された体でも、保存療法で状態を維持できるのでしょうか。多くの患者が知りたいと思うこの問いに、畠田さんは次のように答えます。

「個人差があるので一概には言えませんが、まず体を冷やさないこと、特に下半身を温めることですね。私の場合は、お風呂でのマッサージと歩くことが、良い影響をもたらしていると感じます。特に歩くことは大切です。外を歩くとショーウインドウなどに、自分の姿が映ります。そんなときは、なるべく自分の姿を直視するようにしています。歩幅はどうか、膝は曲がっていないかなどをチェックし、正しい姿勢で歩くことを心がけています。自分の醜い姿を見るのは嫌なものですが、少しでも理想の姿に近づくためには必要だと思います」

この病気と長く共存し、状態の良いときも悪いときも知っている畠田さんは、いわば自分なりの〝経験的保存療法〟を会得しているようです。

「大切なのは、自分に合った方法を見つけることです。そのためには、ある程度の年数はかかると思います。ただ内臓の病気とは違って、変形性股関節症は分かりやすい病気です。状態の悪いときは痛みとなってはっきり現れますので、ある意味ではコントロールしやすいとも言えるでしょう」

予約していた手術を1週間前にキャンセルした経験を持つ長岡さんは、その後も保存療法で良好な状態を維持しています。その理由の一つは、作業療法士の指導法にあると言います。

「指導法が患者参加型なのです。つまり患者は、セラピストによる治療の協力者として参加するため、施術や運動療法を通じて、自分の体がどう変わっていくかを、客観的に確認することができます。例えば施術を受けているときに私の方から『お尻をこちら側に動かしてもいいのでしょうか？』と聞くと、『そういうふうにしてほしかったのですよ』というやりとりがあり、そうした中で、何となく自分の体をどう使えばいいかが理解できてくるのです」

こうした治療を続けていくうちに、長岡さんはいつの間にか、痛みが目に見えて改善していることに気づきました。姿勢や体幹、体のバランスも、以前とは別人のようになっていました。患者が自分の体の変化を意識すること自体が、好影響をもたらすのかもしれません。

手術による痛みからの解放

人工股関節置換術を受けた患者を病期別に見ると、発症から比較的早期に行なった人や、長年保存療法を続けたあとに行なった人など、さまざまです。しかし大部分の人が口にするのは、手術によって痛みから解放されたということです。

20代で骨切り術を受け、その後長く保存療法を続けてきた永田さんは、60代に入ってから両側の人工股関節置換術を受けました。医師の説明はとても分かりやすく、不安はまったく感じなかったと言います。

左右の股関節を片側ずつ手術したあとは、自ら希望した山梨の病院にそれぞれ2カ月間入院して、リハビリテーションに励みました。その効果があって痛みはほぼ消え、関節可動域も広がり、手術を担当した医師は、その目覚ましい回復ぶりに驚いたそうです。

永田さんは、関節可動域が極端に狭かった時期に、出産と子育てを経験しました。そのため子どもたちは、母親が普通に歩いている姿を見ることなく育ったと言います。

「人工股関節置換術を受けたあと、私が普通に歩く姿を見て、子どもたちは私以上に感動したようです。周囲からは、こんなに良くなるのなら、もっと早く手術を受ければ良かったのにと言われますが、私の中では、これがベストのタイミングだったのです」永田さんは、きっぱりと言い切りました。

経営する飲食店が多忙なため、保存療法を続けざるを得なかった山田さんですが、75歳になって両側の人工股関節置換術を受けました。発症から約20年の歳月が流れていました。１カ月ほど入院し、「早く歩きたい」との一心から、積極的に術後のリハビリテーションと取り組みました。そして、退院して半月後には、仕事に復帰したといいます。痛みは無くなり、脚長差も解消されていました。

「あれだけ酷かった股関節の痛みが、嘘のように消えてしまいました。75歳にもなって、あのつらい痛みから解放されようとは、夢にも思いませんでした。嬉しさのあまり、先生の前でボロボロ泣いてしまいました」

長年、痛みに苦しみながらも、人工股関節置換術を受けることをなかなか決断できずにいる人は少なくありません。しかし、山田さんはこう言い切ります。「私は手術を勧めます。手術を受けた多くの人が口にするのは、『あの痛みが無くなった』ということです。そのことを私も実感しました。ただし、機能が回復してしっかり歩けるようになるには、術後のリハビリテーションを頑張って、股関節周りの筋力をつけていくことが必要だと思います。もちろん頑張りすぎて無理をするのは禁物ですが」

患者が人工股関節置換術を躊躇（ちゅうちょ）する理由はさまざまですが、一つには人工股関節が何年もつのかという不安があります。

しかし近年は、材料や固定方法の向上などで人工股関節の耐久性が高まり、手術方法も進歩したため、手術成績が飛躍的に良くなっているというのが、この領域に精通した医師たちの一致した意見です。

そのため最近は、比較的若い年代でも、人工股関節置換術を受ける患者が増えています。

人によって異なる手術のタイミング

手術を決心する際の要素としては、病期や年齢などをあげることができます。しかし、それだけではありません。患者にとって、股関節の手術を受けるというのは人生の一大事であり、生活環境や人生設計からみて、ひとりひとり決断のタイミングは違ってくるはずです。

田中真佐子さん（仮名、57歳、女性、第4章77ページ）は、30歳を過ぎてから、両側に変形性股関節症を発症しました。医師からは手術を勧められ、まだ若いので、寛骨臼回転骨切り術が相応しいとの助言を受けました。

この手術には3ヵ月の入院が必要だと言われましたが、当時育ち盛りの子どもが3人おり、それほど長い間、家を空けるのは不可能だったため、手術は見送りました。

その後、年齢とともに痛みは激しくなり、夜も眠れない日々が増えてきました。

「このままの状態では、将来どうなるのかという不安が募り、そろそろ手術を考えてもいいのかなと思いました」

同じ病気を持つ友人からの情報で知った、福岡のリハビリテーション病院を訪ね、以前勧められた自骨による手術の可能性について質問しました。しかし病期がすでに末期に入っていたため、寛骨臼回転骨切り術は難しく、骨盤を横に切ってずらし、骨頭を覆うようにするキアリ手術なら可能との診断を受けました。ただし、これには術後のリハビリテーションを含めて、1年近くの入院が必要と言われました。田中さんは、仕事を1年間休職し、遠い福岡で手術を受けることを決意しました。52歳のときでした。

「手術を受けるタイミングというものが、それぞれあると思います。当時、私は夫の両親と同居していたのですが、この時期を逃すと、そろそろ親の介護も始まるということも考えました。いちばん下の娘が大学に入学したときでもあり、手術するなら今だと思ったのです」

全国を跳び歩いて積極的に情報収集を重ねた西村さんは、56歳のとき両側同時の人工股関節置換術を決意しました。医師に勧められたからではなく、自らの決断でした。

それまで10年近く保存療法を続けていた西村さんは、すでに夫を亡くし、長男と2人で暮らしていましたが、あるとき長男がひどい怪我をしました。そのとき脳裏をよぎったのは、「息子に何かあれば共倒れになってしまう」という強い不安でした。

その1年後。今度は西村さん自身が転倒して、肩を骨折しました。すでに変形性股関節症のために歩行はままならず、両杖を使っていましたが、骨折で腕をつった状態では杖を使うこともできません。ぎりぎりの選択を迫られたのです。

「これはもう、手術したくないなどと言っている場合ではないと思いました。震災や豪雨など自然災害が続いた時期でもありました。大きな災害が起きても、今のままでは自力で避難もできません。たとえ避難所までレスキュー隊に連れていってもらえたにしても、手がふさがっていては水や食料の配給さえ受け取れません。それに介護問題も心配です。自分が介護されるようになったとき、脚も開けない状態では、おむつを替えてもらうとき、ヘルパーさんに迷惑をかけることになります。

誰でも手術などは先延ばししたい。でも現実的には、そうも言っていられなくなるタイミングがあるのではないでしょうか」

もうひとり、長く保存療法を続けた後、81歳で人工股関節置換術を受けた下田さんは、自らの決断について次のように語ります。

「気をつけたいのは、痛みは慢性になると意外とがまんできてしまうことです。痛みや不自由さに慣れてしまい、手術の機会を逃してしまう人もいます。私は一時期、『保存療法が最善』と考えて頑張っていたのですが、今になると、やはり限界があったと言わざるを得ません。ある程度の年齢になれば、骨の貯金を使い果たしてしまうので、保存療法の効果がガクッと落ちる時期がきます。生活の質ということを考えれば、手術の選択肢は否定すべきではありません。例えば60代の方であれば、70歳になったら手術を考えるという具合に、自分なりの目安を設け、それまでの期間をどう過ごすかと考えた方が、先になってうろたえずに済むのではないでしょうか。自らへの反省を込めて、今そんなふうに思っています」

手術結果を左右するリハビリテーションの中味

変形性股関節症の治療は、「手術が終わればすべて終了」というわけではありません。この手術に携わる整形外科医は異口同音に、「手術の成否は、術前と術後のリハビリテーションのあり方にかかっている」と言います。

しかし中には、こうしたリハビリテーションをあまり重視しない医師もいれば、現在の医療システムでは、十分なリハビリテーションを受けづらいという意見もあります。

西村さんが各地の病院を訪ね、直接医療者の話を聞いて回っていると、中には「自分の役割は、最善の手術によって痛みを取ることで、関節可動域の拡大は、自分の仕事ではない」と、リハビリテーションを最初から眼中に置かない医師もいました。また患者を手術対象としか見ていないような医師にも出会ったことがあります。リハビリテーションについて質問すると、「もうほかの病院へ行ってほしい」とはっきり断られたこともありました。

しかし、最終的に人工股関節置換術を受けることに決めた医師は、西村さんに対して、手術前後のリハビリテーションの重要性について、丁寧に説明しました。さらに、リハビリテーションを目的とする長期の入院はできないが、希望があれば、全国どこのリハビリテーション病院でも紹介すると約束してくれました。

「紹介状を書いてくれないドクターもいると聞いていたので、私は良い主治医に巡り合えたなと思いました。一言にリハビリ病院と言っても、脳血管障害のリハビリに特化した病院もあれば、整形外科的疾患に特化した病院など、さまざまです。ホームページだけでは分かりにくいので、何とか情報を集めて、変形性股関節症のリハビリのプロがいる病院を選びたいものです。ただその場合でも、ひたすら歩け歩けという筋力トレーニング一辺倒の施設もあるので、慎重に選ぶ必要があります。医師やセラピストとの相性も重要です。どこで診てもらうかよりも、誰に診てもらうかが大切ではないでしょうか」

福岡のリハビリテーション病院でキアリ手術を受けた田中さんは、手術後、回復期リハビリテーション病棟で、約5カ月間を過ごしました。リハビリテーションは毎日1時間以上、365日受けることができました。

田中さんは当時を振り返ります。「リハビリの内容にもよりますが、入院期間は単に長い短いだけの問題ではないように思います。最初は早く家に帰りたくて仕方がなかったのですが、退院が近づくにつれて、帰りたくないという矛盾した思いも出てきました。家に帰れば、満足に動けない体でも家事のすべてをやらなければなりません。退院後のことが不安になり、まだ十分に動けないうちは、病院にいた方が安心という気持ちになっていたのです。いずれにせよ、変形性股関節症は手術したからといってすぐに完治するわけでなく、十分にリハビリをしなければ回復しません。できれば退院後、通院でリハビリを継続できるように、近所に変形性股関節症専門のクリニックがあればいちばんいいのですが」

患者のこころに寄り添う医療者

保存療法と手術。いずれの場合も、治療を続ける上で最も大切なことは、患者に寄り添ってくれる医師の存在です。たまたま出会った医師の資質や姿勢によって、患者がその後たどる道は、良くも悪くも決まってしまうのが現実です。本来、医療においては、そうした不公平はあってはならないはずなのですが。

保存療法、骨切り術、人工股関節置換術と、一通りの治療法を体験してきた永田さんは、医師に求める条件を次のように語ります。

「患者を治療チームの一員として考えてほしいと思います。患者に分かるように説明してもらいたいし、術後の日常生活面のアドバイスもほしい。それが得られずに悩んでいる人はたくさんいます。患者は、医師のちょっとした言葉で安心します。私の友人に、変形性股関節症と変形性膝関節症の両方を患っている人がいます。膝関節の手術は可能ですが、股関節の手術はできない状況でした。そのとき股関節の主治医が、『僕は専門外なので、膝関節の手術はしてあげられないけれど、同じ手術室にいて見ていてあげるから頑張ってください』とわざわざ伝えに来てくれたそうです。その言葉で、本人はとても安心したと言っていました」

変形性股関節症の患者が、医師のサポートを最も必要とするのは、手術を受けるかどうかで迷っているときかも知れません。81歳になって人工股関節置換術を選択した下田さんは、しかし患者の思いは、それほど単純ではないと指摘します。

「以前は『早く手術を』と迫る医師が多く、手術しない者には関心を示さない人もいたようです。多くの患者がそうした苦い体験を持っています。ところが最近は、『急がなくていいですよ。手術をする気になったら来てください』という医師が増えました。一見、患者の思いを尊重しているように見えますが、だからといって詳細に経過を観察してくれているとは限りません。患者が手術する気になったときには遅すぎた、という場合もあるわけです。医師には、病気の経過をよく観察して、的確な時期に背中を押してほしいのです」

患者が必要とするのは、医師のサポートだけではありません。理学療法士や作業療法士などのセラピストの存在も、医師に劣らず重要です。

手術を拒み、徹底して保存療法を続けて来た塩田さんは、理学療法士に施術してもらったあとに、強い痛みが出る場合も少なくなかったと言います。しかし、理学療法士の東保氏が根気よく施術を続けたこともあって、痛みは徐々に軽減していきました。「よく頑張りましたね」東保氏のそんな言葉に、塩田さんは勇気づけられたことが何度もあったと言います。

「長く患者と一緒の時間を過ごす理学療法士の人が、真摯に患者に寄り添い、訴えにきちんと耳を傾けてくださったことが、何よりも心強く、嬉しかったですね。患者心理としては、痛みが強ければ強いほど、その状態から抜け出したくて藁にもすがる思いとなり、理性的な判断ができなくなります。痛みの先に、かすかでもいいから、希望の光を求めたくなるのです。そういうときこそ、医師やセラピストの方が体のケアだけでなく、心のケアもしてほしいと思います。良い医療者に出会えたら、患者にとってこれ以上の幸せはありません」

地域連携（病診連携）の力

術後リハビリテーションの重要性については、前に触れましたが、現在の医療制度の下では、そのまま病院に長期間入院してリハビリテーションを続けることには無理があります。そうした状況に対応する上で重要なのが、同じ地域にある診療所（クリニック）と基幹病院とが連携して患者の治療にあたる、地域連携あるいは病診連携と呼ばれるシステムです（第3章参照）。

初めて受診したクリニックの医師の対応で、保存療法の機会を逸してしまった山田さんですが、その後も仕事の忙しさから、70歳を過ぎても手術に踏み切れずにいました。そのころ、知人の紹介で新たに通院を始めたのが、比較的近くにあるクリニックの、広瀬整形外科リウマチ科でした。初診時に院長の広瀬勲氏は、それまでの山田さんの治療歴や、今はまだ手術を受けられない生活事情などを聞き、しばらくは保存療法で頑張ってみるように提案しました。続いて、理学療法士の永井聡氏による保存療法が開始されました。

この保存療法は、6年間に及びました。本来であれば、直ちに人工股関節の置換が必要な状態でしたが、広瀬氏は手術を勧めず、根気よく時期を待ちました。山田さんは仕事と病気の狭間で、広瀬氏から折に触れ、「よく頑張りますね」と声を掛けてもらったのが救いだったと言います。

山田さんが75歳になり、経営する店の閉店を決めた頃、当初は右側だけだった変形性股関節症が、左側でもかなり進行していました。「そろそろ限界ですね」と、広瀬氏が告げました。山田さんも、X線画像などから自分の股関節がどういう状態なのかを十分に理解していたため、速やかに手術を決断しました。

そこからのクリニックの動きは迅速でした。広瀬氏が山田さんに紹介した専門医は、昭和大学横浜市北部病院整形外科の前田昭彦氏でした。

「前田先生の手術は、何カ月も待たねばならないと聞いていたのですが、クリニックとの連携がスムーズであったためか、ひと月後には手術を受けることができました」と山田さんは話します。

人工股関節置換術を無事に済ませた山田さんは、退院後、広瀬整形外科リウマチ科で、外来による術後リハビリテーションを受け始めました。実はこの後、山田さんは、健康上の試練を次々と受けることになるのですが（第4章参照）、その困難も、クリニックと基幹病院の緊密な連携によって、すべて乗り越えることができました。

たまたま病診連携の進んだ地域に住み、中心となって活動する医師たちに巡り合えた山田さんは、幸運だったのかもしれません。全国的に見ると、病診連携の地域差はいまだに大きいのが現状だからです。

周囲の理解との板挟み

変形性股関節症は経過の長い病気であるため、家族などへの負担が大きく、患者はいつも心のどこかに、申し訳ないという気持ちを抱き続けることが多いようです。患者は病気と闘うだけでなく、そうした複雑な思いとどう折り合いをつけていくかについても、常に自問自答しています。

60代になってから、両側の人工股関節置換術を受け、その後順調に回復した永田さんは、若い頃に2回、骨切り術を受けたことがあります。当時は、満足な術後リハビリテーションなどを受けることができなかったため、関節可動域は改善されず、両松葉杖のままで退院せざるを得ませんでした。

退院後、永田さんは結婚することになっていましたが、「この状態で結婚生活が普通に送れるかどうか、とても不安でした。けれど、夫となる人がそれでもいいと言ってくれたので救われました」と、そのころを振り返ります。主治医からは、子どもについてはあまり望みを持たないようにと言われましたが、永田さんは程なく妊娠、出産し、37歳までに4児を授かりました。

「毎日が忙しく、不自由さを嘆いている暇もありませんでした。子育てについては夫が協力してくれたので、私は家事に専念できました。この病気には、家族の理解が欠かせないと思います」

変形性股関節症は、圧倒的に女性に多い病気です。いったん手術を受けると、しばらくは十分に動くことができず、家事もままならないのが普通です。退院時の永田さんの心の内は、複雑でした。

「患者は、家族を置いてやっとの思いで入院してきています。ですから、家に帰っても１００％の状態で動けるわけではないということを、医師から家族に説明してほしいのです。患者はすでに何日も家を空けて申し訳ないと思っているので、自分の口から家族にはなかなか言えません。家族は、退院すればもう治ったと思いますから、家事も普通にやらなければならず、結果として無理をしてしまう。それで悪化して再入院した人もいます」

患者には、経済的な負担ものしかかります。信頼できる医療機関に行き合えないため、自費診療のリハビリテーションなどに多額の出費を余儀なくされるケースも少なくありません。

70歳を超える現在まで、一貫して保存療法を続けてきた畠田さんには、経済面での苦しい思い出があります。45歳の頃、最初に受診した整形外科で満足な治療を受けることができなかったため、「効く」という噂を聞いては、整体や民間療法などを転々としました。

「あの頃は、あちこち治療に通いました。すべて自費診療なので、相当にお金を使いました。このままでは、先々どうなるのかという不安にいつもさいなまれ、うつ状態の一歩手前にありました」

50代になってからも、病院での治療と並行して、鍼灸院に15年ほど通い続けました。この間も、治療費についてのストレスは相当なものだったと言います。

「お金はかかりますが、体のことだから仕方がないと割り切りました。その代り、お洒落など治療費以外には無駄な出費はしないようにして、質素な生活を続けてきました。大変でしたが、そういう試練と家族の理解があったからこそ、いまの安定があると思っています」

最終的に決断するのは〝自分〟

「保存療法であれ手術であれ、人によって着地点はさまざまですが、最終的には自分で判断するしかありません」

最善の治療手段を求めて行動した西村さんのこの言葉は、変形性股関節症と向き合っていくうえでの姿勢を、ほぼ言い当てているかも知れません。後悔のない選択をするには、最終的には自分が納得したうえで決断するしかありません。決断までには、ある程度の時間が必要というのが、西村さんの考えです。

「変形性股関節症は経過が長く、今日明日にどうこうなるという病気ではありません。例えば、手術を模索しているのであれば、拙速に結論は出さず、許される限り時間をかけて考えるのも悪くない。迷っている方には、私は手術を勧めません。迷いがあるうちは、納得いくまで悩んだほうがいいと思います。手術方法も進歩していくでしょうし、焦る必要はありません。私のように、もう保存療法でいくのは限界だという気持ちになるまで、悩まれたらいいのではないでしょうか。そうでないと、やっぱり手術をしなければよかったと後悔することにもなりかねません。自分で決めれば、どのような結果も受け入れることができます」

1年間休職してキアリ手術を受け、現在は職場復帰を果たした田中さんですが、可動域はいまだに十分には広がっていないと言います。

「同じ手術を受けても、骨の状態や術後の過ごしかたなど、人によってその後の経過は異なります。そういう意味では、手術は誰もが同じように成功するわけではありません。病院で出会った患者さんで、手術したのに思ったほど痛みが良くならないという方がいました。でも、話を聞いてみると、リハビリもあまりしていないようでした。手術を受けたからには、より良い状態を目指して、自分にできるメンテナンスやケアはきちんと続けなければなりません。うまくいかないと、後悔したり、誰かのせいにしたくなる気持ちは分かります。しかし、自分で選んだ道は、その先も自己責任で歩き続けていくしかありません」

病気との共存

長年闘病を続ける間に、ほとんどの患者は、何らかの後悔や失意を経験していることでしょう。変形性股関節症から派生したほかの病気や、それ以外の重い疾患に悩まされている人もいるかもしれません。激しい痛みに襲われ、動きも制限されて、「なぜ自分だけが？」と考えて、うつ状態になる人もいると聞きます。

けれども、時間を掛けてこの病気を乗り越えてきた人には、ある共通点が見てとれます。それは、いずれかの段階で、自分の状況を客観的に見ることによって前向きな考え方を手に入れ、困難な局面に折り合いをつけてきたということです。

大谷さんは異常分娩で生まれたことが原因で、子どもの頃から次々と重い病に見舞われ、壮絶な闘病体験をしてきました。繰り返し行われた自家骨移植のため、今では人工股関節置換術も受けられない状態にあります。

けれども大谷さんは、もともと物事を深刻にとらえず、前向きに考えるタイプだったと言います。それがこの病気と付き合っていくためにも重要だと気付いたのは、仕事の関連で、アドラー心理学の勉強会に参加していたときのことでした。そこで学んだのは、「問題が起きたときには、原因を探るよりも、次にどうするかを考えた方がいい」ということでした。

大谷さんは障害者リハビリテーションを専門とする病院で骨切り術を受けましたが、そのときの体験も、彼女の意識に強い影響を与えたそうです。

「脊髄損傷などで、体をほとんど動かせない方がたくさん入院していました。若い人も少なくありません。そんな状況でも、彼らは自分にできることは自分の力でやろうとしていました。そういう環境に身を置いてみて、まだ自分の方ができることが多いと強く感じさせられたのです。実際ある患者さんから、『変形性股関節症の人はいいわね。杖を使えばどこでも好きなところへ行けて』と言われました。脊髄損傷の原因は事故です。健常者だった人が、ある日突然、障害者という状況に放り込まれるわけです。それに比べれば、変形性股関節症は少しずつ進行していく病気ですから、心の準備をする時間も十分にあります」

ひとり離れた地でキアリ手術を受けた田中さんは、日常生活の不自由さが今も続いています。けれど、リハビリテーションによる、薄皮をはぐような改善を励みにして、毎日を過ごしています。

「以前は、掃除機をかけることもできませんでした。今は、そういう何でもないことを普通にできるのが嬉しいのです。片杖をついてパン屋さんへ行くのですが、以前は片手がふさがっているのでパンをトレイに取ることができませんでした。でも最近は、杖を脇に挟んでパンを取ることもできます。同じ病気の友人と私の当面の目標は、セルフサービスのうどん屋さんへ行くことです。うどんの容器は重たく、片手ではトレイを持てないので、杖なしで取りに行かなければなりません。『もう少し良くなったら、２人でうどん屋さんへ行こうね』と話しています」

保存療法で長くこの病気と共存してきた畠田さんも、今はこんな心境にたどりついたと語ります。

「私の場合、痛いながらもやりたいことをやって、自分なりに人生を楽しんできました。若い頃には、毎年ヨーロッパ旅行などにも出掛けましたし、今もいろいろと趣味を楽しんでいます。手術しなかったことへの後悔もありませんし、年を重ねたせいか、若いときのような先行きへの不安も焦りもありません。この病気と付き合っていくためにいちばん大切なのは、できるかぎり明るい気持ちで前向きに生きていくこと。それに尽きるのではないかと思います」

話を聞かせてもらった10人の方に共通するのは、それぞれ事情の違いはあれ、深い悩みと迷いの中で、最後は自らの生き方を、自らの手で選択したということです。

長い回り道をした人もいます。この病気を持ったことへの理不尽さに、やり場のない怒りを感じたことも、一度や二度ではなかったはずです。

けれども、少なくとも全員の方が、現在の自分を肯定し、前を向いて歩いているのを感じます。

第2章　これだけは知っておきたい 変形性股関節症の話

（説明する人）
座間総合病院人工関節・リウマチセンター長
近藤　宰司

変形性股関節症は、股関節の軟骨がすり減ったり変形した結果、膜の炎症や骨の破壊が進み、痛みや歩行障害などを引き起こす病気です。

第2章では、この病気と向き合うためにこれだけは知っておきたい知識と、日進月歩の進化を続ける治療法の最前線とを、この分野のエキスパートである整形外科医の近藤宰司氏に聞きました。

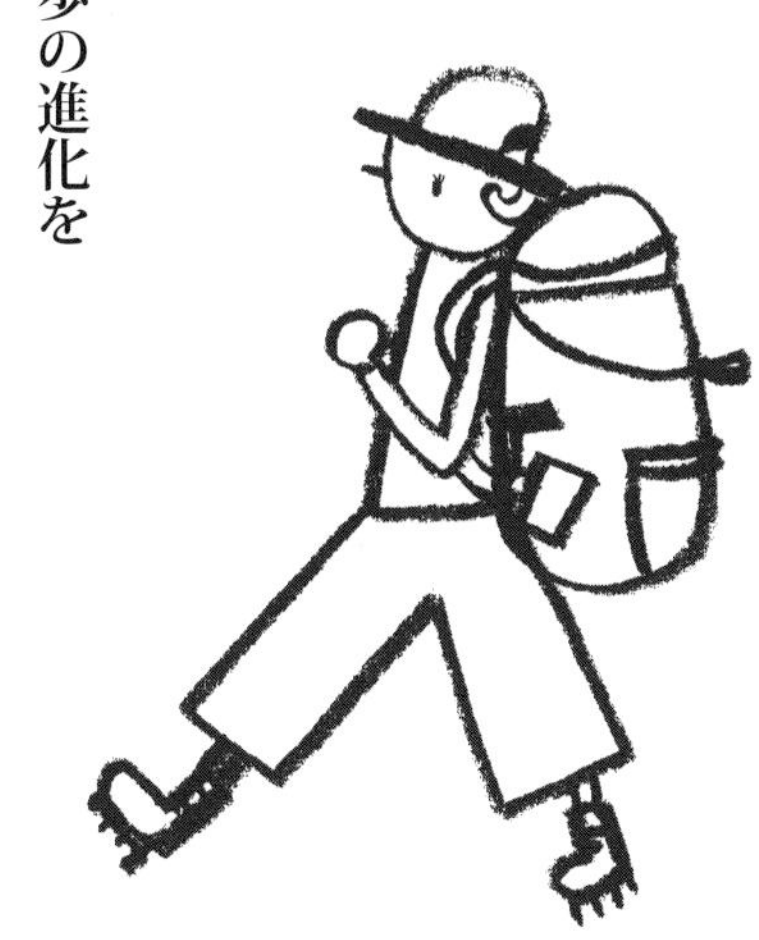

圧倒的に女性に多く出現する

変形性股関節症のメカニズムについて、近藤氏は次のように説明します。

「簡単に言うと、老化や生まれつきの不具合によって股関節の軟骨が壊れてしまい、一方ではそれを治そうとする反応が同時に起きている状態だと考えればよいでしょう。つまり、軟骨がすり減ったり、よけいな骨ができたりして、関節表面がこすれ合う動きに不具合が生じて、関節が変形していくのです」

日本人で変形性股関節症を持つ人の割合は、全人口の１％程度（約１００万人）と推定され、男女比で見ると、女性の患者数が男性の数倍〜10倍と、圧倒的に女性に多く出現することが知られています。また、この病気を発症する年齢は、平均40〜50歳となっています。女性に多い理由としては、この後に説明する、寛骨臼形成不全や先天性股関節脱臼など、変形性股関節症につながる病気の多いことがあげられます。ただしこれらの病気には人種差もあり、必ずしも変形性股関節症につながるわけではないなど、すべての人に当てはまるものではありません。

股関節のつくり

股関節は、大腿骨の先端部分のボールの形をした大腿骨頭と、骨盤側で骨頭の受け皿になるお椀の形をした寛骨臼（臼蓋）からできています**【図1参照】**。

正常な股関節では、大腿骨頭の約3分の2をこの寛骨臼が包み込むような構造になっており、股関節を動かすときには、ボール状の骨頭が、寛骨臼の中をなめらかに回転します。

ところが、寛骨臼の発育が不完全で、大腿骨頭へのかぶりの浅い場合があり、この状態を寛骨臼形成不全と呼んでいます。

寛骨臼のかぶりが浅いと、大腿骨側の軟骨に過剰な摩擦が起きて軟骨がすり減ってきます。その結果、股関節が変形して炎症が起き、変形性股関節症になっていくのです。

また先天性股関節脱臼というのは、生まれつき大腿骨と骨盤の位置関係が悪く、大腿骨頭が寛骨臼から完全に外れ

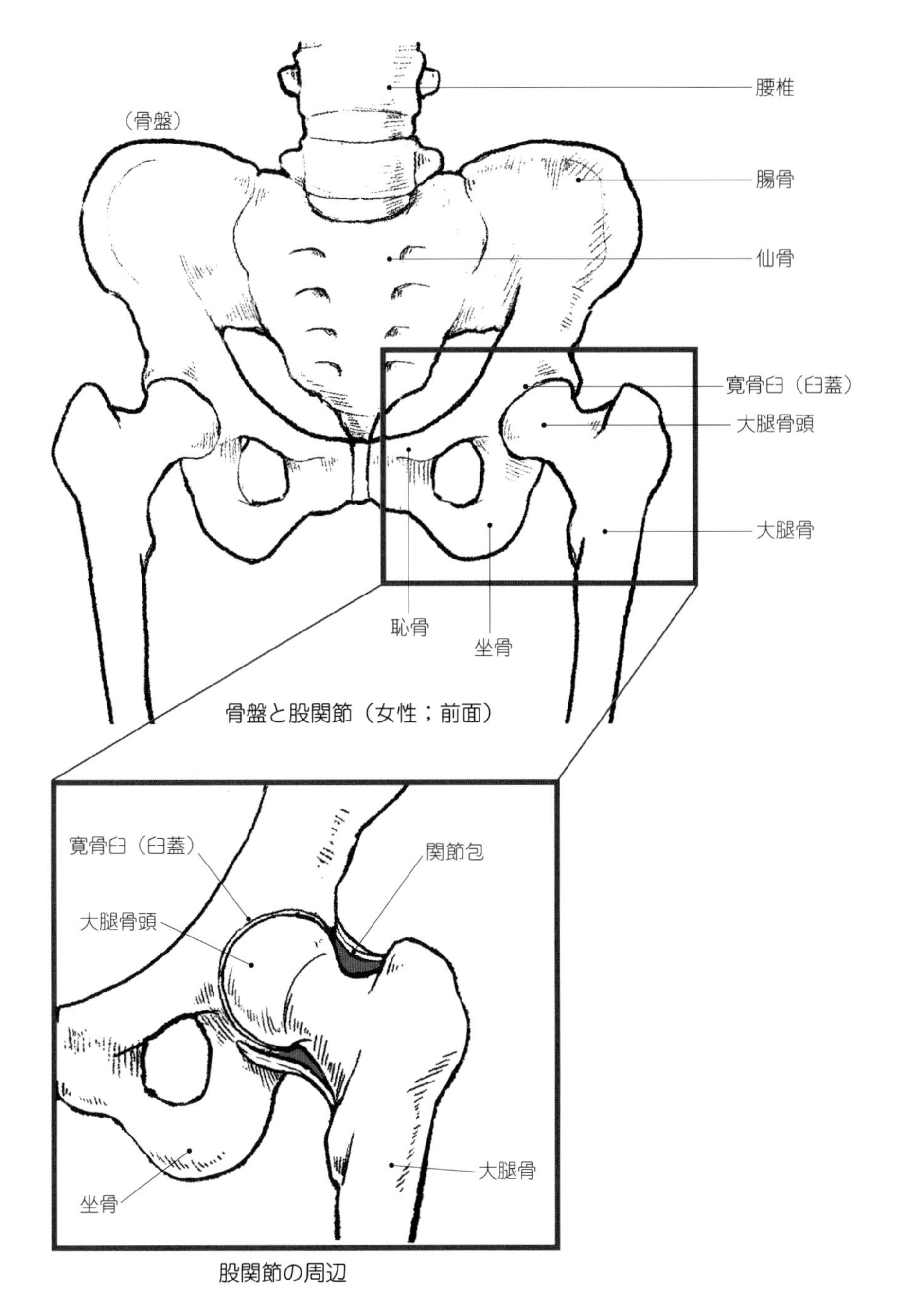
（骨盤）
腰椎
腸骨
仙骨
寛骨臼（臼蓋）
大腿骨頭
大腿骨
恥骨
坐骨
骨盤と股関節（女性；前面）
寛骨臼（臼蓋）
関節包
大腿骨頭
坐骨
大腿骨
股関節の周辺

図１　股関節のつくり

ている状態（脱臼）をいいます。遺伝的な要因も関係するため、先天性という名がついていますが、最近では発育性股関節形成不全と呼ばれています。

病気の進み具合は4段階に分けられる

変形性股関節症の主な症状は、股関節の痛みと歩行障害で、その程度は、病気の進行具合によって変化してきます。進行具合は、通常はX線（レントゲン）写真で評価され、「前股関節症」「初期」「進行期」「末期」の４段階に分けられます。

「前股関節症」では、股関節の屋根にあたる寛骨臼のかぶりがやや浅いものの骨の変形はなく、痛みもありません。

「初期」では、軟骨がすり減り、関節の隙間が部分的に狭くなります（軟骨の厚さが薄くなる）。

この時期の症状は、立ち上がったときや歩き始め、運動後、重い荷物を運んだあとなどに、脚の付け根に痛みを感じますが、安静にしていると痛みは軽くなります。

「進行期」には、軟骨のすり減りがさらに進み、関節の隙間がより狭くなってきます。そして関節の内部や周囲にとげのような骨棘（こつきょく）や、骨嚢胞（こつのうほう）と呼ばれる骨の空洞ができたりします。運動や歩行時に、脚の付け根に強い痛みを感じるとともに、安静時や夜間にも痛みが出てきます。

「末期」になると、関節の隙間はなくなり、骨棘や骨嚢胞が増え、関節の変形がはっきりします。いつも強い痛みに襲われ、痛みをかばうために特徴的な歩き方をするようになります。跛行（はこう）といって、肩を前に出して脚を引きずる歩き方をいいます。

こうした段階分けは、あくまでもX線写真による評価であるため、股関節の炎症などは分からず、末期になっても痛みのない場合もあります。

日本人に多い二次性の変形性股関節症

変形性股関節症には、一次性のものと二次性のものがあります。

一次性のものは、特に原因となる病気がなくて、股関節に変形が生じるタイプをいいます。若年でも股関節の適合性が悪い場合や、股関節に過度の負担がかかる職業やスポーツなどの場合に起こるとされています。

二次性は、もともと明らかに原因となる病気を持っている場合をいいます。日本人の変形性股関節症のほとんどは、この二次性です。もともとの病気の代表としては、寛骨臼形成不全と先天性股関節脱臼が知られており、中高年女性に見られる変形性股関節症の約90％は、この２つの病気が原因とされています。日本人と欧米人とでは、遺伝的要素や体型の違いから、原因となる疾患にも違いがあると考えられています。

話は少し細かくなりますが、最近、大腿骨寛骨臼インピンジメント（ＦＡＩ）という言葉と変形性股関節症の関係が注目されています。近藤氏の説明です。

「ＦＡＩとは、２００３年にスイスの研究グループが提唱して注目されるようになった概念です。インピンジメントというのは『衝突』とか『はさみこむ』という意味です。股関節の受け皿にあたる寛骨臼や大腿骨の形に異常があると、股関節を動かすときにこれらがぶつかり合い、それによって挟み込まれる部分が傷つきます。これがＦＡＩです」

こうしたインピンジメントが繰り返されると、関節の一部や軟骨に損傷が起き、場合によっては変形性股関節症になっていくと考えられます。

「ＦＡＩの概念が広まるようになり、これまで原因のはっきりしなかった股関節痛の中に一定の割合でＦＡＩがあると考えられるようになりました。特に一次性股関節症の約７割は、ＦＡＩが原因ではないかとも言われています」

なお、変形性股関節症が発症する直接の危険因子としては、重いものを持つ作業や長時間の立ち仕事などがあげられます。欧米では肥満が発症のリスクを高めるとされていますが、日本では肥満との関連は、よく分かっていません。

Ｘ線画像と症状は一致しないこともある

変形性股関節症の診断は、患者への聞き取りの後、Ｘ線撮影と股関節が動く範囲（可動域）を調べることによって行ないます。さらに、ＣＴやＭＲＩ撮影によって、原因を詳しく調べることもあります。その背景を近藤氏は次のように述べます。

「変形性股関節症が原因で腰痛や膝痛、お尻の痛み、太ももの痛みが起こることもあります。私たちは、患者さんが特に腰痛や膝痛を訴える場合には、変形性股関節症の可能性があるのではないかと疑って、詳しく調べるようにしています」

ただし、歩幅が取れなくなって歩行が困難になっても、股関節の痛みがないこともあります。

「画像と症状が一致しないこともあるわけです。それは、Ｘ線画像は骨の影を見ているため、滑膜の炎症や水がたまっているかどうかなどの情報が得られないからです。

初期でも、痛みが強い場合は関節が炎症を起こしている可能性がありますし、Ｘ線検査で異常が分からなくても、実際には軟骨のすり減りが始まっていることもあります」

治療の第一目標は、痛みを取り除くこと

変形性股関節症の治療の最大の目的は、痛みを取り除くことと、関節の可動域を広げることにあります。歩くときの姿勢の悪さや、左右の脚の長さの違い（脚長差）の解消も、これに次ぐ治療目標となります。

変形性股関節症の治療方法には「保存療法」と「手術」があります。

保存療法は、理学療法や鎮痛剤などで、股関節の痛みを和らげる方法です。

手術は大きく分けて二通りあります。一つは、股関節近くの自分の骨を切って骨頭のかぶりを良くし、安定性を高める「骨切り術」、もう一つは、傷んだ股関節を人工の股関節に置き換える「人工股関節置換術」です。

「症状があまり進んでいない段階で手術を希望する患者さんに対しては、骨切り術を選択するか、悪化してから人工股関節の置換術を行なうかなど、それぞれの方法の長所と短所を丁寧に説明して、本人に選択してもらうようにしています。

ただ、『痛みを取り除く』という最大の目標を達成するためのいちばん効果的な治療は、人工股関節置換術です。人工股関節に置き換えることによって痛みはほとんど消えますし、その技術は年々進歩しています」

かつては、10～20年と言われていた人工股関節の耐用年数は、近年では30年にまで延びています。手術は受けたくないと考える患者は少なくありませんが、最近は人工股関節置換術のハードルはかなり低くなっているようです。

「これまで、人工股関節置換術は主に末期の症状に対して行われてきましたが、悪化してから手術をすると、必ずしも期待した効果が得られない場合もあります。ですから私は、迷っている人に対しては、『あまり悪くならないうちに手術を選択してはいかがでしょうか』と提案するようにしています。もちろん、最終的には患者自身が決めることなので、強く勧めるということはしません。しかし、ほとんどの方が、人工股関節置換術を受けて『人生が変わった』と喜ばれているのは事実です」

股関節が本当に悪い人は脚が開かず、そのため、女性の場合、排尿時に内股がぬれてしまうことがあります。特に、両側に変形性股関節症がある方は非常に不快な思いをします。また、通常の性生活ができない方も少なくありません。患者は痛みだけでなく、日常生活において、それぞれ深刻な悩みを抱えています。

「私は、人工股関節置換術を受けることによって、こうした状況から患者さんが一刻も早く解放されてほしいと願っています」

保存療法が有効かどうかは予測できる

近藤氏は、初期・進行期・末期などの病期にかかわらず、股関節痛が軽いうちは、まず保存療法を勧めることにしています。

股関節の変形は急激に進むケースと、徐々に進むケースがあります。後者であれば、股関節痛を自分でコントロールすることも可能でしょう。

保存療法が有効かどうかは、診察すればある程度は予測できると近藤氏は言います。

「診察時には必ず『どこが痛いですか?』と尋ねるようにしています。すると、『脚の付け根が痛い』という方と『お尻または太ももが痛い』という方、ときにはその両方が痛むという方に分かれます。実は、これがとても重要な情報なのです。

『お尻が痛い』というのは、股関節が悪いために、歩くときなどお尻の筋肉を使わなくなり、筋力が低下して痛みが生じると判断できるため、運動療法である程度改善できる可能性があります。

『脚の付け根が痛い』というのは、股関節そのものが炎症を起こしている場合で、多量の関節液がたまっていたり、滑膜（かつまく）という組織が増殖していたりします」

変形性股関節症の診断のために行なう検査に、パトリックテストというものがあります。これは、股関節に痛みを起こす炎症などがあるかどうかを調べるテストです。患者に仰向けに寝てもらい、調べたい側の膝を内側に曲げて反対側の太ももに乗せてあぐらをかいたような姿勢にし、膝を下に押しつけたとき脚の付け根に痛みが出れば陽性で、炎症などの異常があることの証明になります。

「このパトリックテストが陰性で、かつお尻が痛いという方は、特に筋力強化などの保存療法が有効であり、病気の進行を多少は抑えられる可能性があると判断できます」

一方、股関節の動きが悪い人は筋力強化を行なっても痛みは改善しにくく、病気の進行を抑えることはできないと考えて良さそうです。

保存療法には限界があります。進行をある程度抑えることはできますが、保存療法でX線上の異常な所見が改善されることはまず期待できません。

運動療法（筋力強化）は専門家の指導の下で行なう

保存療法の一つである運動療法の目的は、痛みの緩和や、筋力の増強によって関節可動域の拡大を図ることなどにあります。主に股関節まわりの筋力を強化するトレーニングを行ないます。筋肉には関節への負担や衝撃を和らげる働きがあるので、これを強化することで痛みを軽くしたり、病気の進行を抑えたりする効果が期待できるわけです。ただし、炎症と痛みには十分注意しながら行わなければならず、関節に体重をかけない姿勢で行なうことが大切です。

有酸素運動もお勧めです。例えばプールでの歩行は、浮力で関節への負担が少なくなるのでよく行われます。ジグリング（貧乏ゆすり）によって関節の隙間が開き、症状が改善したという報告もあります。

こうした保存療法によって、まれにですが、股関節の軟骨に再生が起こり、隙間が広がることがあります（第４章73ページ参照）。しかし、再生される軟骨は線維軟骨と呼ばれる種類のもので、組成も強度も、もともとあった軟骨よりも劣っています。

運動療法で筋力を強化しておけば、将来手術を受けるようになった場合でも、術後の回復がスムーズになります。

「運動療法は正しい方法で行なう必要があるので、病院のリハビリテーションに定期的に通い、理学療法士の指導を受けて行なうようにしてほしいと思います。ただし、一般病院のリハビリは、脳卒中などの後遺症を対象にする場合がほとんどです。整形外科で、変形性股関節症を専門に行なっているリハビリ施設を選ぶことをお勧めします。専門家と話すことで、自分の股関節と向き合う時間ができますし、病気への理解も深まるでしょう。保存療法を続けるにせよ、手術を選択するにせよ、専門病院を受診することが大切です」

鎮痛剤活用のすすめ

股関節の痛みを抑えるための鎮痛剤の服用については、どう考えればよいでしょうか。

「鎮痛剤は飲みたくないという患者さんも多数います。けれども、胃痛などの副作用が現れずに痛みを軽減できるのであれば、飲んだ方がいいのではないでしょうか。ただし、胃潰瘍を起こしてまでも鎮痛剤を飲み続けるのはお勧めできません。また、薬によっては腎臓や肝臓の機能障害を引き起こすことがまれにありますので、注意が必要です」

変形性股関節症の治療に使われる鎮痛薬としては、非ステロイド性抗炎症薬（ＮＳＡＩＤｓ）、アセトアミノフェン、弱オピオイドなどがあります。

非ステロイド性抗炎症薬は、短期的に疼痛を和らげるのに有効です。副作用としては消化管障害、腎機能障害、肝機能障害などがあげられます。

アセトアミノフェンも、短期的に疼痛を和らげるのに有効ですが、肝機能障害には要注意です。

弱オピオイドは、疼痛や症状の緩和に有効ですが、消化器障害や中枢神経症状などの頻度が高いので、やはり注意が必要です。

「いずれにしても、信頼できる医師の指導の下で、効果と副作用のバランスを考えて、鎮痛剤を上手に使ってほしいと思います」

若くて病期が進行していない場合の骨切り術

変形性股関節症の手術の方法は、症状や変形の程度、年齢、患者の希望などを考慮して決められます。

一般的な言い方をすれば、若くて症状があまり進行していない場合には、骨切り術が選ばれることがあります【図2参照】。

近藤氏の説明です。

「以前、骨切り術は股関節外科医の腕の見せどころでしたが、率直に言って、患者さんの満足度よりも医師の自己満足度が高い手術という一面がありました。また、術後の成績も一定していませんでした。しかし近年は、術後短期間のうちに悪化する患者さんは、ほとんど見られなくなりました。それはあらかじめ行われるＣＴ、ＭＲＩ、股関節鏡検査、３Ｄプリンターによる正確な股関節模型の作成などで多くの情報が得られ、正確な手術ができるようになったためです」

さらに近藤氏は、最近では、患者への負担がより少ない低侵襲寛骨臼骨切り術という、骨盤の内側から骨を切ってずらす方法（骨盤の内側を大きく切るＣＰＯ法と、小さく切るＳＰＯ法がある）が行われるようになり、さらに成績が安定してきていると言います。

こうした手術法は、初期の変形性股関節症で、軟骨が十分保たれている場合は選択しても良い治療法です。ただし、まだ限られた施設でしか行われていないため、まずは専門

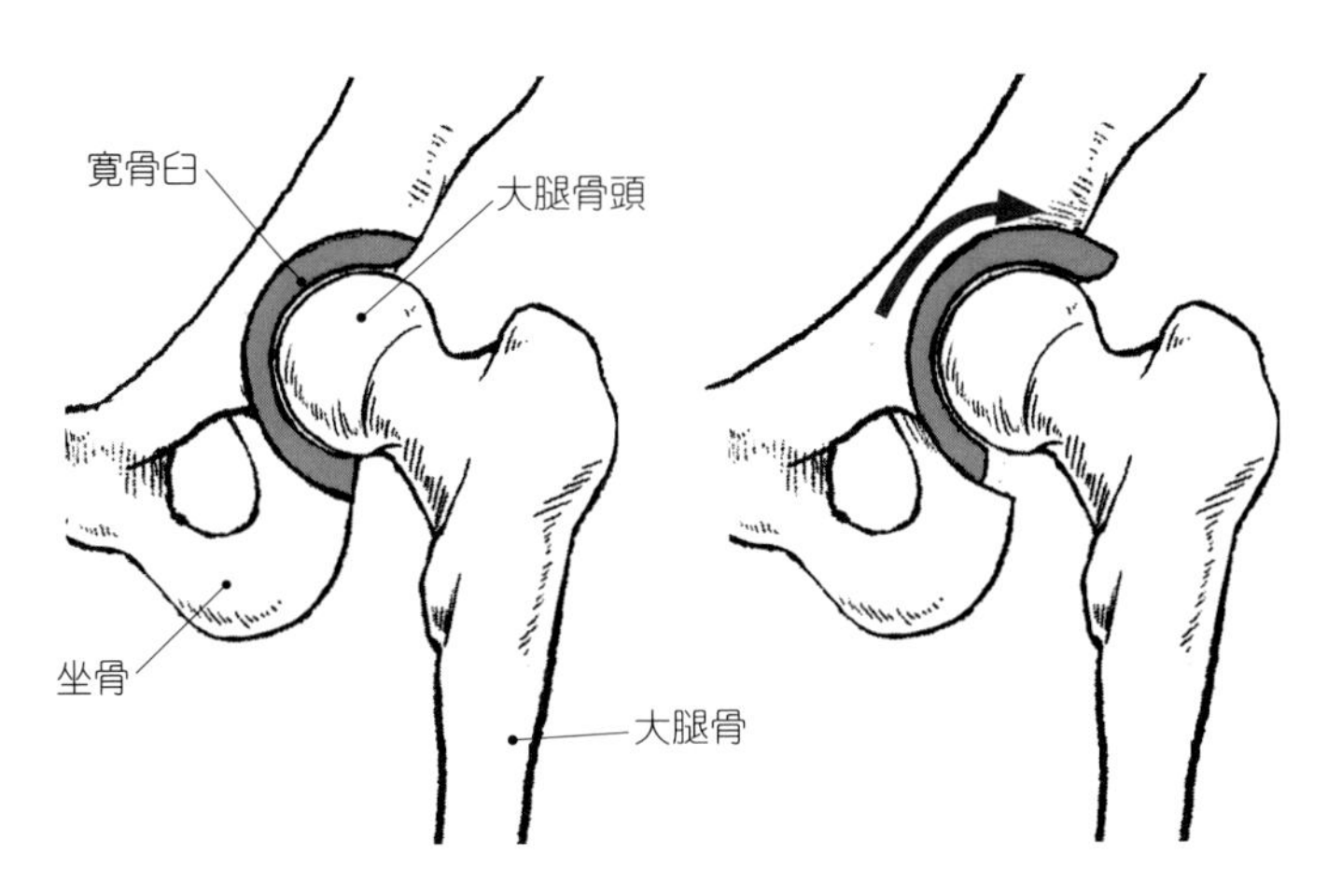

骨切り術の代表として寛骨臼回転骨切り術を示す。
形成不全の寛骨臼の内面を丸く切り離し（左）、大腿骨頭が正常に覆われる位置まで回転させて固定する（右）。
骨切り術には、このほかキアリ骨盤骨切り術や、大腿骨外反骨切り術などがある。

図２　骨切り術（寛骨臼回転骨切り術）

医に相談することをお勧めします。

近年、飛躍的に進化した人工股関節

病気が進行して根治的な治療が求められる場合、近年では人工股関節置換術が選ばれることが多くなりました。

近藤氏は、「人工股関節置換術は１９６０年代から広く普及してきました。30年ほど前までは、人工股関節の耐用年数が短かったため、『人工股関節置換術を60歳以下の患者に行なうのは勧められない』と言われていましたが、現在では50歳台の人に行なうことにも、専門家間で一定の合意が得られています。日本では手術件数が過去10年間で２倍近くに増え、今では年間６万人以上がこの手術を受けています。当院でも年間３００人以上の方に行なっています」と説明します。

人工股関節置換術というのは、傷ついた股関節の一部を取り除いて、代わりとなる人工股関節に置き換える手術です。人工股関節は、大腿骨側に埋め込むステム（柄）とボール（骨頭球）、そして骨盤側に埋め込むカップ（受け皿）とその内側に入れるインサートからできています【図3参照】。

ボールは骨頭の役目を、インサートは軟骨の役目を果たしており、ボールをインサートに組み込むことで股関節と同様のスムーズな動きが得られます【図4参照】。

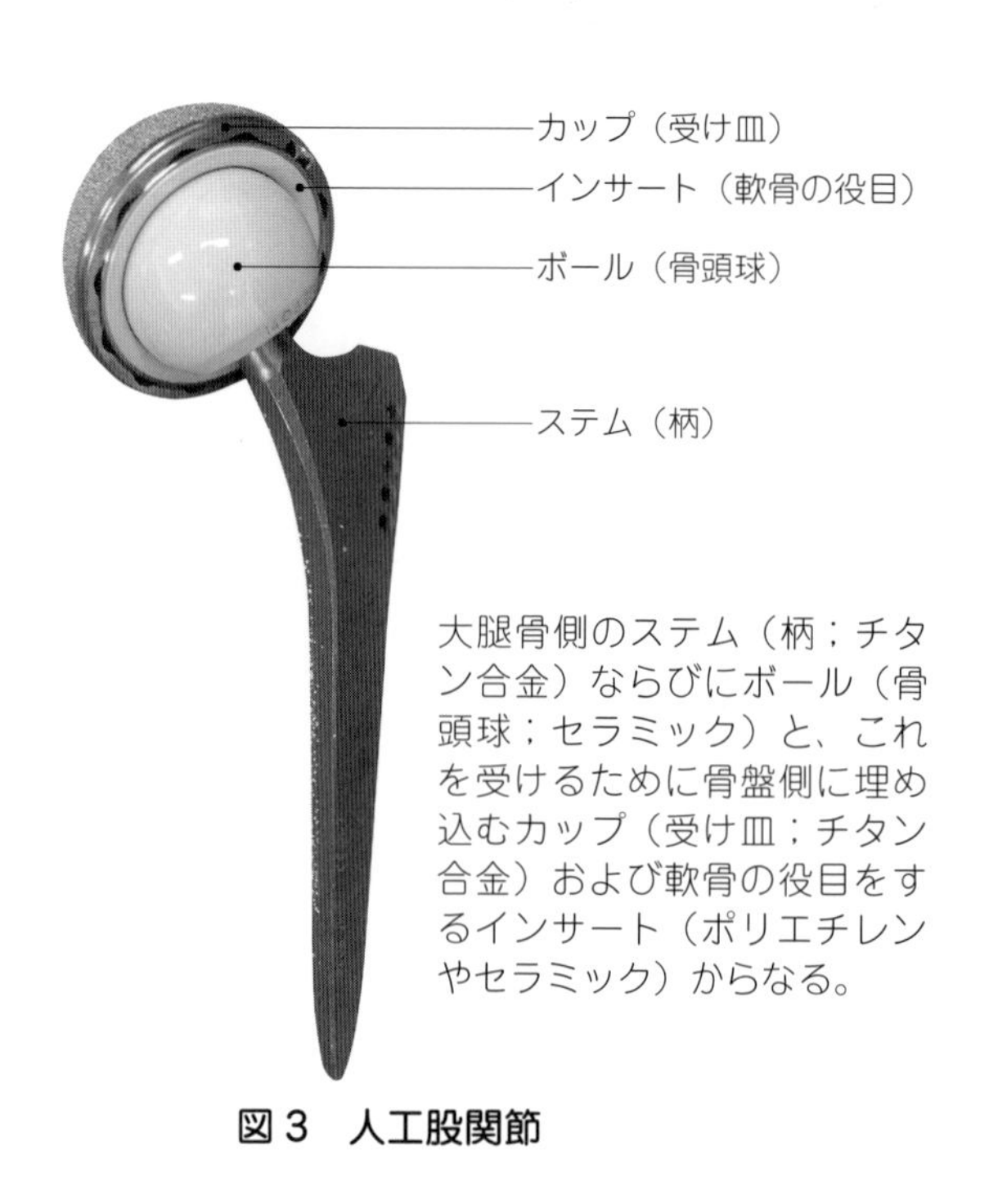

大腿骨側のステム（柄；チタン合金）ならびにボール（骨頭球；セラミック）と、これを受けるために骨盤側に埋め込むカップ（受け皿；チタン合金）および軟骨の役目をするインサート（ポリエチレンやセラミック）からなる。

図3　人工股関節

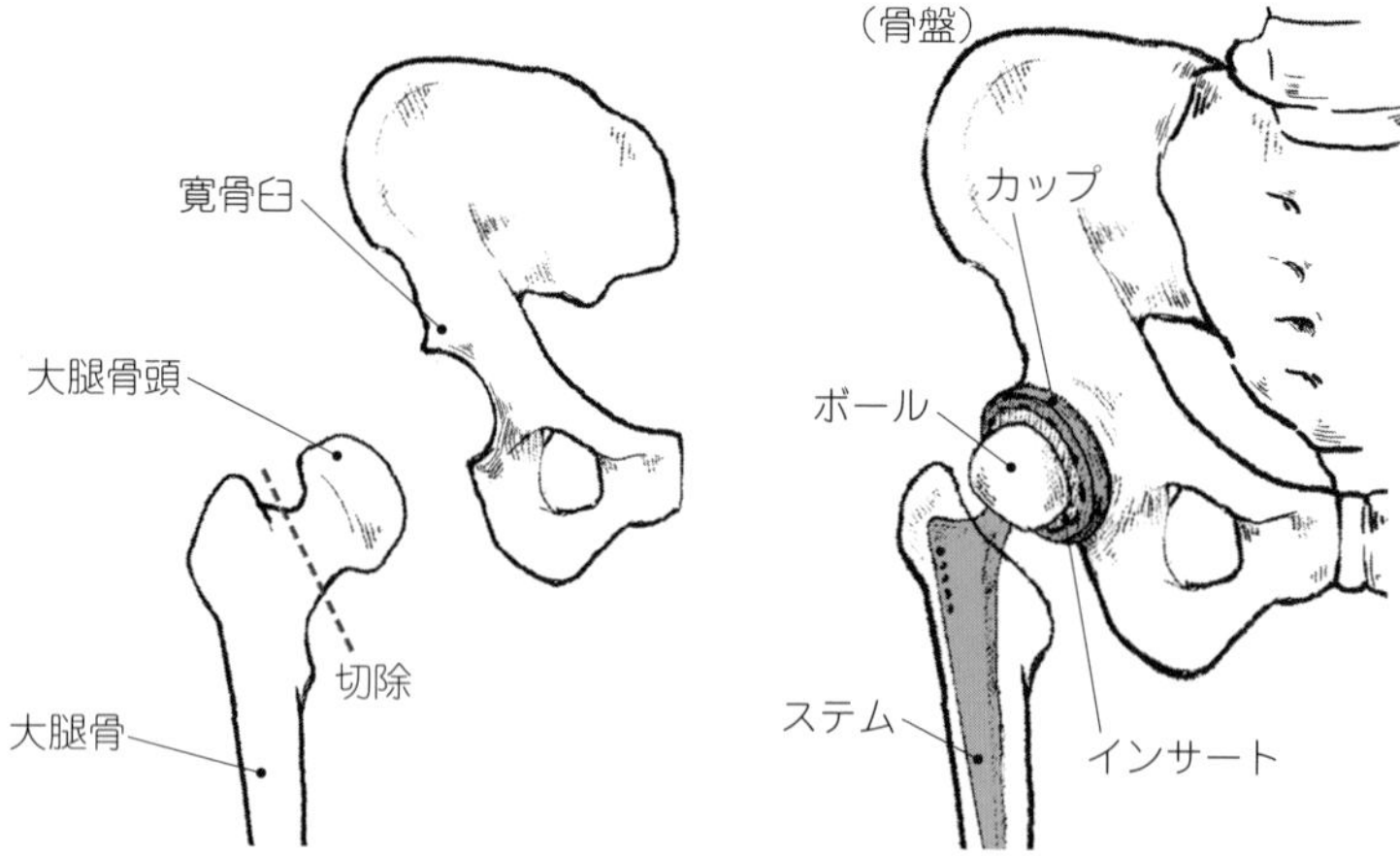

大腿骨側にステムを埋め込むために大腿骨頭を切除し、骨盤側にカップを埋め込むため寛骨臼をカップの形にくりぬいておく（左）。
カップを寛骨臼にステムを大腿骨に、それぞれ埋め込み、最後にボールをカップ・インサートに組み込んで、人工股関節の置換が完了する（右）。

図4　人工股関節の置換方法

人工物を自分の体に入れることに不安を感じる方も多いと思われますが、ほとんどの体験者では、手術後時間が経つにつれて、違和感は次第に薄らいでいきます。

人工股関節の耐用年数が延びた理由

人工股関節の耐用年数が延びた大きな理由は、こすれあう面が改良されたことと、固定力が上がったことにあると言えます。

まず、こすれあう面については、素材の著しい進歩があげられます。人工股関節は、ポリエチレンのライナーと金属またはセラミックの骨頭球という組み合わせが一般的です。骨頭は10年前までは、コバルトクロム合金のものがほぼ全例で使われていましたが、現在はセラミック骨頭が主流になっており、これが成績の向上に影響したものと思われます。

セラミックは金属に比べて表面が滑らかで水分を保持しやすいため、摩擦が少なくなります。そのため、ポリエチレンライナーとの間の摩耗は半減し、人工股関節がゆるむことは少なくなりました。

近藤氏の説明です。

「最近は、セラミックの骨頭球とセラミックの受け皿を組み合わせた『セラミック・オン・セラミック』の人工股関節が使われるケースが増えてきました。昔は、セラミックは破損しやすいという懸念もありましたが、現在では、アルミナセラミックにジルコニアを混ぜて破壊強度を2倍に上げ、耐摩耗性に優れた、ジルコニア強化アルミナセラミックが主流となってきました」

座間総合病院人工関節・リウマチセンター整形外科でセラミック・オン・セラミックを使用した過去２２００例の結果を見ると、20年間の生存率は95・8％になります。この内のセラミックの破損例についてみると、材質自体の問題で破損した例は、20年間に1例もありません。

なお、これまで世界的に最も多く使われてきた、セラミックとポリエチレンの組み合わせを見ると、30年前に行なわれた人工股関節置換術の場合でも、生存率は90％を超えています。軟骨の役目をするポリエチレン自体も、性能が向上し、抗酸化作用によって摩耗しにくくなっています。

「当院では、若年者には『セラミック・オン・セラミック』を使用しています。『セラミック・オン・セラミック』に特有の合併症として、股関節部分から高く耳障りな雑音が発生することを指摘する患者さんがいます。原因はよく分からず、ドライな状態になるためとの説もありますが、幸い当院での発症例はありません。

20年前までは『メタル・オン・メタル』という金属同士をすりあわせる人工股関節が世界的に盛んに使われていましたが、現在はほぼ使われなくなっています。金属粉による問題が起こったためです。新しいものが必ずしも優れているとは限らないことの象徴だと思います」

最近はセラミックの骨頭球の直径を大きくすることもできるようになり、可動域がより広がり、以前はしばしば見られた脱臼のリスクも、ほとんどなくなりました。

人工股関節の耐用年数が延びたもう一つの理由は、人工股関節を骨に固定する方法の進歩にあります。

その方法は、大きく2種類あります。セメント固定（間接固定法）とセメントトレス固定（直接固定法）です。

セメント固定というのは、人工股関節と骨の間に、骨用のセメント（アクリル系樹脂）を使って固定する方法です。これに対してセメントトレス固定というのは、セメントを使わず、人工股関節を直接骨に埋めこんで固定する方法です。

2つの方法にはそれぞれ長所と短所があると、近藤氏は指摘します。

「セメントトレス固定は、特殊加工されたステムの表面が骨としっかりかみ合うことで強く固定されるため、将来的にゆるむことはほとんどなく、長期の耐用が期待できます。そのため最近は、セメントトレス固定が主流となり、当院でも一貫してセメントトレス固定を行なっています。しかし患者さんの状態を考慮して、セメント固定が選ばれることもあります。それはセメントトレス固定の場合、手術中に骨折が起きることがあるためで、特に高齢者にはセメント固定を適用する施設も多いようです。セメント固定では、このようなトラブルは起こりません。セメント固定したステムがわずかに沈むことで、骨と圧着するメリットがあるとも言われています。

しかし、セメントは長期間経つと劣化を起こす可能性があります。またセメントは骨にくっつくことはありません。これを改善する策として、人工骨を骨とセメントの間に介在させて固定させる方法があります。ゆるみを防止できる良好な方法といわれています」

手術をより安全なものにした術式の進歩

手術の際、患者の体への負担を少しでも減らすために、皮膚の切開をなるべく小さくして行なう、あるいは筋肉を切らずに行なう手術を、最小侵襲手術（ＭＩＳ）と呼びます。近年、この方法が広く普及してきました。

ＭＩＳの長所は、術後の回復が早いことにあるのですが、患者の状態によっては、この手法が難しい場合もあります。

近藤氏が語ります。

「個人的な考え方ですが、初めにＭＩＳ手術ありきのように、単に傷を１㎝でも小さくすることや、手術時間を10分間短縮させることに、どれほどの意味があるかという疑問があります。それよりも確実な手術をすることの方が大切ではないでしょうか。合併症などのリスクを避けるには、人工股関節が正確に入っているかどうかを、目視で確認できる手術が望ましいと考えています。

最近では、人工股関節を正確に設置するために、術中Ｘ線撮影、ナビゲーション、手術支援ロボットなどを使用する施設が増えていますが、私たちのグループではこうした機器に頼り過ぎることなく、目視による手術を重視しています」

なお、ＭＩＳ手術の際は、仰向けの姿勢で行なう方法と、横向きで行なう方法がありますが、近藤氏らは、半側臥位（はんそくがい）といって、斜め約60度の姿勢で手術台に体を固定する方法を採っています。この方法だと目視による人工股関節の設置がしやすく、股関節の後部にある筋肉を切らずにすむため、患者の負担は減少します。

減少した術後合併症

どんな手術にも、術後の合併症というものがあります。人工股関節置換術の場合も例外ではありません。

一般に人工股関節置換術の合併症として考えられるものには、術後の感染、脱臼、下肢の静脈血栓症などがあります。

感染については、統計的には０・25～１％とされており、手術前の口腔内ケアや、無菌手術室での手術によって、かなり防止できます。

脱臼については、股関節の筋肉が弱いと、可動域の終点にきたときに骨頭が外れて脱臼することがあります。

「これまでは、手術後しばらくは脱臼が起こりやすいので、無理な姿勢をとらないよう指導されてきました。しかし、近年の人工股関節や手術方法の進歩で、脱臼のリスクは極端に減ってきました。ただし脱臼が起きる場合は、手術後3ヵ月以内のケースが全体の7割を占めるため、この期間はやはり注意が必要です。」と近藤氏は指摘します（第5章109ページ参照）。

脚の静脈に血のかたまりができる静脈血栓症については、術前に下枝に血栓が無いかどうかを検査し、術後に弾性のストッキングを着用してもらい、足に血栓防止のポンプを付け、さらに血をサラサラにする薬を投与することを行なっています。術後早い時期から運動療法を始めることは、股関節の機能回復のために大切ですが、この静脈血栓症を予防するねらいもあるのです。

術後の合併症とは異なりますが、人工股関節と金属アレルギーの関係についても、近藤氏は次のように付け加えます。

「多くはないと思いますが、患者さんの中には、義歯の金属が原因でひどいアレルギー症状に見舞われるなど、金属アレルギーの悩みを持つ方もいると思います。最近の人工股関節は、素材として、金属アレルギーを引き起こしやすいとされるニッケルを含まないチタン材を使ったり、アレルギーの原因となる金属微粉末の発生を抑えるため、可動部分にセラミックを使ったものなどがあり、金属アレルギーを持つ方が安心して治療を受けられるような工夫がなされています。金属アレルギーを持つ方は、まずは担当医に相談されることが大切です」

人工股関節の再置換はどのような時に必要か

人工股関節置換術を受けたけれども、年月が経つうちに人工股関節の状態が思わしくなくなり、再置換手術を検討する場合があります。

こうした再置換のケースは、人工股関節や手術法の進歩によって減ってはきたものの、1％程度は起こる可能性があります。では、どういった場合に再置換が必要になるのでしょうか。

最大の原因としては、骨粗しょう症の進行や、材料の摩耗などのために、人工股関節がゆるんでくることがあげられます。それらが原因で、人工股関節と骨とが密着せず、グラグラしてきた場合には再置換が必要になります。

人工股関節で軟骨の働きをするポリエチレンは、10年間で1～2㎜ほどすり減ることが分かっています。摩耗したポリエチレンは骨を溶かし、固定されていた人工関節を次第にゆるませます。また感染による炎症も、ゆるみの原因となります。

「人工股関節は進歩しており、今では患者さんが無理な姿勢をとったり転んだりしたことが原因で問題が発生することは、まずありません。しかし再置換を避けるには、検診による定期的なチェックを欠かさず、早い段階でゆるみなどの不具合を見逃さないようにすることが大切です」

手術は、決意するタイミングが大切

人工股関節置換術は近年飛躍的に進歩し、合併症の発生も少なくなり、効果的で安全な手術法として確立しつつあります。

変形性股関節症は放置して死に至る病気ではありません。考える余裕は十分にあります。したがって手術の最終決定はあくまでも患者自身が行なうべきであると、近藤氏は次のように強調します。

「病気の進行が確認され、このままでは生活できなくなると判断した時点が、手術を決断するよいタイミングだと思います。アドバイスするとしたら、変形のある股関節の反対側の膝や腰に痛みが出てきたら、人工股関節置換術をしたほうがよいと言えるでしょう。悪いところをかばうために、ほかの部位も犠牲になる可能性があるからです。足の爪切りや靴下の着脱が困難になってきたら、股関節が次第に動かなくなってきた証拠で、手術の時期だと思います。

歩けなくなるほどに痛みが増してしまうと、手術を受けても回復に1～2年かかることがあります。

股関節が次第に悪くなってきていることは、患者さん自身がいちばん良く分かっていると思います。脚の筋肉が徐々に衰え、股関節の動きが悪くなり、歩けなくなってきたら、先延ばしにせず、自身の股関節の将来について、しっかり向き合って考えるべきだと思います。手術に対する恐怖や、術後の痛みや生活への不安は誰もが感じることです。しかしこれらを乗り越えて行けば、新しい将来像が確実に描けます。そのお手伝いを、われわれが行ないたいと思っています。

早めに専門医を受診することをぜひお勧めします」

「手術をすればすべて終了」ではない

変形性股関節症は、手術をすればそれで治療が完了というものではありません。骨切り術、人工股関節置換術のいずれを受けたとしても、重要なのは手術後のリハビリテーションです。

手術をすれば痛みは取れますが、手術前に歩けなかった人が手術を受けたからといってすぐに歩けるようになるわけではありません。術後のリハビリテーションを十分に行なわなかったために、手術は受けたものの、期待したほどの効果を得られないケースも少なくありません。

近藤氏は以前から、術後のリハビリテーションを非常に重視し、退院の目安を、階段の昇降と外出ができることとしてきました。少なくとも階段の昇り降りができなければ、退院しても日常生活が送れません。

特に、長期間にわたって保存療法を続けてきた患者は、患部をかばうことで、体の各所に二次的なゆがみが生じたり、跛行癖（はこうへき）が強くなっていることがあります。リハビリテーションの専門スタッフが、ゆがみの矯正を含めた集中的なリハビリプログラムを実施することが、患者の社会復帰のための重要なステップになります。

最後に、近藤氏は次のように締めくくります。

「本来は、地域のクリニックなどと連携して、術後リハビリを継続できるようなシステムのあることが理想だと思います。また症状に応じて、術後は、回復期リハビリ病棟に移ったり、リハビリ専門病院に再入院したりして、普通の日常常生活が送れるようになることを目標に、指導を受けるとよいでしょう。退院のとき、患者さんは、術後リハビリについて、医師と十分に相談することが大切です（第３章参照）」

変形性股関節症の手術方法は年々進歩しています。手術をすれば痛みは劇的に改善します。しかし手術後に、歩行障害や可動域がどこまで改善するかは、患者のリハビリテーションへの取り組み姿勢と、これをフォローする専門家との共同作業の結果にかかっているのです。

第3章　より良い治療を目指す地域の連携

（説明する人）

広瀬整形外科リウマチ科理事長
広瀬　勲

広瀬整形外科リウマチ科リハビリテーション部長
永井　聡

昭和大学横浜市北部病院整形外科講師
前田　昭彦

（登場順）

変形性股関節症の方は、身近に、かかりつけの医師や療法士を持つことが大切です。将来、高度な検査や治療が必要となったとき、かかりつけ医は、専門性の高い病院と連携しながら、より良い医療の提供を目指してくれるからです。地域の診療所（クリニック）と基幹病院が役割を分担しながら連携することを、地域連携とか病診連携と呼びます。

第3章では、地域連携の中で、この病気の治療がどのように進められているかを、神奈川県のケースで紹介します。

人工股関節置換術の件数が最も多い神奈川県

近年、変形性股関節症を取り巻く環境は、大きく変わって来ました。日本におけるこの病気の患者数は、10年前と比べると約2倍に増加し、人工股関節置換術の件数は、年間6万件を超えるようになりました。

中でも神奈川県は、人工股関節置換術の件数が国内で最も多いことで知られています。神奈川県横浜市の北部、田園都市線の沿線にあるクリニック、広瀬整形外科リウマチ科には、多くの変形性股関節症の患者が訪れます。

院長の広瀬勲氏は、かつて昭和大学藤が丘病院の整形外科医として、黒木良克教授の下で多くの股関節手術を手掛けましたが、その後も人工股関節手術を継続し、後輩医師の育成も行なってきました。

患者に迷いがある間は、手術を勧めない

広瀬氏は、そうした経験を踏まえて、日ごろ患者と向き合うときの基本姿勢を、次のように語ります。

「患者さんが、手術を受けることに少しでも迷いのあるうちは、決して手術を勧めないようにしています」

患者の中には、最初に受診した医師から、一方的に手術を勧められたり、X線画像を前に、「あなたの場合は手術しかない」と言われた経験を持つ人が少なくありません。中には、返事に迷っていると、「手術をしないのならば、もう来なくていい」と言われて困惑し、ときには怒りすら覚えたと話す人もいます。

結果として治療方針を見失った患者の中には、手術に対する拒絶感をいっそう強め、医療難民の状態から逃避するために保存療法を選んだと言う人もいます。

しかし、保存療法だけで、問題がすべて解決するわけで

はありません。保存療法を続ける間に股関節の状態が悪化し、痛みや歩行障害がひどくなる場合もあります。医師の立場として、こうした患者に対しては、保存療法の限界についても正確に説明することが必要となります。

患者に迷いがある間は、手術を勧めないことの理由について、広瀬氏は次のように説明します。

「人工股関節置換術のあとは、ほとんどの方で痛みが無くなります。しかしごくまれに、手術後、原因のはっきりしない軽い痛みが残る場合があります。また、思うように筋力がつかないケースや、期待していたほど歩く姿勢が改善されないケースもあります。そうした問題を、患者さんが時間をかけて乗り越えていくためには、手術を受けることを自分自身で選ぶという意思決定のプロセスがとても重要になるのです。ただし、患者さんが高齢で、痛みに苦しみ、日常生活に支障が出るようであれば、私の方から人工股関節置換術を勧める場合もあります。その場合でも、最終的に決断するのは患者さん自身でなければなりません」

股関節の痛みを抱えて来院する患者は、全員が、痛みのために将来への不安を感じています。患者の最大の関心事は、これから痛みや日常生活がどうなっていくのか、将来的に手術が必要になるかどうかにあります。

しかし実際のところ、手術をすべきか否か、いつ手術するのがベストかの判断は、とても難しいのが現実です。画像診断で変形が進行していても、痛みがあまりない患者もいれば、逆の場合もあります。

股関節の痛みで受診した患者は、症状がよほど進行していないかぎり、当面は保存療法を行なうことになります。それは､保存療法の期間は､将来の手術に備えるための〝助走期間〟でもあるからだと、広瀬氏は言います。

「保存療法で痛みが軽減する人もいます。しかし、変形は徐々に進行しますから、その状態をいつまで保てるかは分かりません。ですから、病期に合わせて手術のことなどを少しずつお話ししていくことになります。何度かリハビリに通っていただきながら、将来的なことに関する情報も伝えていきます。幸い、変形性股関節症はすぐに命にかかわる病気ではありません。考える時間は十分にあります。保存療法を行なっている間にご家族ともゆっくり話し合い、病気についての知識を深め、納得した上で手術を受けることをお勧めしています」

患者とじっくり向き合える理学療法士

股関節の痛みを訴えて来院した患者を一通り診察したあと、医師は、患者が必要とする運動療法や生活指導を、理学療法士にバトンタッチします。患者は、週1～2回ほど通院し、1回につき20分程度の運動療法を、数週間から数カ月にわたって受けることになります。患者の症状が改善傾向にあるか、日常生活が支障なく送れているかどうかを、医師は数カ月に一度診察し、評価します。

「理学療法士は、患者さんと向き合う時間が医師よりも長いので、得られる情報は多く、参考になります。このリハビリ期間中に得られる情報が、治療上とても有用なのです」と広瀬氏は強調します。

広瀬整形外科リウマチ科のリハビリテーション部門を支える責任者は、理学療法士の永井聡氏です。

永井氏もかつて、昭和大学藤が丘病院に勤務していたことがあり、そこで変形性股関節症のリハビリテーションについて、多くを学んだと言います。

「大学病院では、人工股関節手術の前と後でのリハビリの重要性について、徹底的に教育されました。チーム医療のあり方についても同様です。そこでは、医師と理学療法士が互いの専門性を尊重し合い、患者情報の共有を緊密にはかっていました。

そのとき身に着いた基本的な姿勢は、このクリニックにおいても変わることがありません。この近隣地域にも、物理療法のみを行なう整形外科クリニックはたくさんありましたが、医師と理学療法士が対等に協力し合う施設は、十数年前には極めてまれでした。院長の『患者さんを回復させるための妥協のない診療姿勢』は、今でも私たちリハビリ部門のモットーとなっています」

理学療法士の目

変形性股関節症の患者が、保存療法を続けるか手術を受けるかの判断で迷っているとき、理学療法士ならではの目が働くと、永井氏は言います。

「保存療法の効果は、20〜30分間の保存療法を行なったあとで、患者さんにどのぐらい除痛効果が出るかによって判断します。除痛効果があった場合は、次の受診時にも再度それを確認し、痛みが改善されたり歩き方が良くなっているようであれば、しばらく保存療法を続けてもよいのではないかと考えます。施術によっても痛みが改善しないようであれば、患者さんと話しながら、手術に向けて背中を押してあげることになります」

施術を通じて患者と過ごす時間の中で、理学療法士は患者の相談に乗り、コミュニケーションを深めていきます。理学療法士は心の面も含めたさまざまな情報を聞き取る、いわば、医療カウンセラーの仕事の一部も担っていることになります。

永井氏が続けます。

「患者さんから情報をくみ上げるだけではありません。保存療法か手術かで揺れている方に対しては、時間をかけて、中立的な立場から、患者さんが必要とする情報を提供するようにします。患者さんの現在の状態を客観的に説明し、最近の人工股関節置換術の状況を伝えたり、家庭環境や生活環境などを確認して、手術できる状況にあるかどうかのチェックをしたりします」

施術にあたって、理学療法はまず患者の緊張をほぐすことから始めます。世間話などの会話から入り、力を抜いてリラックスしてもらう。そして患者の訴えや悩みに耳を傾け、治療のポイントにつながるようなシグナルをキャッチするというぐあいに、徐々にコミュニケーションを深めていきます。

「最初は手術を強く拒絶していた患者さんも、一定期間保存療法を続けても痛みや可動域が改善しないことを理解するうちに、次第に考えが変わり、手術に対して前向きな気持ちになっていくことが多いですね。そうした状況を見計らって、患者さんの背中を押すタイミングを判断することが大切だと思います」ところで、変形性股関節症の患者に施術をする際、理学療法士が治療の対象とするのは、股関節だけではありません。

「病名は変形性股関節症ですが、私たち理学療法士がアプローチしているのは股関節だけでなく、その影響を受けている体全体にあります。歩き方や動作のどこに影響が出ているかも見ます。極端な場合、股関節に強い痛みがあって触られたくないという患者さんに対しては、股関節は触らず、腰や膝へのアプローチを行ない、効果を得る場合もあります」

院長の広瀬氏が、次のように補足します。

「若い頃、先輩医師から、理学療法を重視するようにと指導されました。理学療法士は関節や筋肉のプロです。むろん当院においても、理学療法士はなくてはならない存在です。リハビリのためのクリニックを選ぶ目安の一つは、経験を積んだ理学療法士が常駐しているかどうかではないかと思います」

ちなみに、理学療法士協会が認定する資格には、骨関節系専門理学療法士と、運動器認定理学療法士があります。この認定資格者がいるかどうかも、リハビリ施設を選ぶときのチェックポイントになるかも知れません。

手術を決意するとき

理学療法士を通じて、患者の心身状態や手術に対する気持ちの変化を聞いた医師は、手術についての患者の意思を確認するため、直接話し合いをします。

保存療法を3～6ヵ月ほど続けても、目立った症状の改善が認められず、X線画像などの所見で逆に病気の進行が見てとれ、さらに患者自身が手術を希望する場合には、直ちに基幹病院の専門医と協議に入ります。

広瀬整形外科リウマチ科の場合は、連携先の基幹病院として、座間総合病院人工関節・リウマチセンターか、昭和大学横浜市北部病院が選ばれ、患者が紹介されます。

ちなみに、広瀬医師は、座間総合病院人工関節・リウマチセンター長の近藤宰司医師や、昭和大学横浜市北部病院整形外科の前田昭彦医師と、かつて昭和大学藤が丘病院で一緒に仕事をし、人工股関節の手術を手がけてきたこともあって、当時から強い絆で結ばれてきました。

そうした関係もあって、手術を希望する患者を紹介する際の手続きや、手術前後にクリニックで行われる患者のリハビリテーションなども、スムーズに行われています。

大切な術前リハビリテーション

手術を決意した患者にとって大切なのが、術前のリハビリテーションです。術前のリハビリテーションは、術後の回復に大きな影響を与えるからです。すでに保存療法を続けてきた患者にとっては、それが術前のリハビリテーションにあたります。

広瀬整形外科リウマチ科では、手術が決まった患者に、数カ月間の術前リハビリテーションを行ないます。基幹病院に直接手術を申し出た患者が、術前リハビリテーションのために、同クリニックを紹介されることもあります。広瀬氏の説明です。

「手術前の一定期間、患者さんのリハビリを行ない、筋力の強化や可動域の拡大訓練、歩行訓練などをしておくことで、手術後のリハビリがたいへん効率良く進みます。また、術前の患者さんの歩き方や日常生活動作などを正確に把握しておくことで、術後のリハビリの際、歩き方の改善目標などを的確に実行させることができます」

同時に広瀬氏は、術前リハビリテーションの間に、術後リハビリテーションの大切さについても、患者に丁寧に説明していく必要があると指摘します。

「例えば、手術前の可動域制限がどの程度かにもよりますが、手術だけで可動域を十分に広げるのは難しいものです。これらも術前に説明しておくべきことの一つです。私自身、手術を行なっていたころは、術前の説明に多くの時間を費やしました。『痛みがとれるから楽にはなりますが、股関節の動きは完全に元通りにはならないかもしれません』ということも率直に話していました。それをしないと、患者さんは手術を受けてから、『こんなはずじゃなかった』と後悔することにもつながりかねません。ていねいなインフォームド・コンセントは、最も重要なことの一つです。患者さんも疑問に思うことがあれば、箇条書きにするなどして、医師に率直に質問することが大切です」

大幅に延びた人工股関節の寿命

最近の人工股関節置換術の実施件数を10年前と比べると、約1・5倍にまで増えてきました。しかし、これについて問題点や課題がないわけではありません。

昭和大学横浜市北部病院整形外科医の前田昭彦氏は、専門医の立場から、次のように指摘します。

「地域差などもあるでしょうが、かかりつけ医から『手術をした方がいい』と勧められたものの、患者さんが人工股関節置換術のできる病院に、なかなかたどり着けないケースもあるようです。その原因の一つに、人工股関節の耐用年数について、医療者間で認識の違いがあることも関係しているように思われます。

10年ほど前までは、人工股関節置換術は65～70歳以下の年齢では行なうべきでないとする考え方が、医療者の間にありました。現在では素材や構造の進歩によって、人工股関節の耐用年数は30年以上に延びていますが、いまだに15年程度しかもたないとする医師も多く、患者さんは、一定の年齢が来るまで手術を待つように指導されることもあるようです」

もしそうした考えの医師を受診すると、患者は、まだ若いからという理由で、自動的に手術から遠ざけられてしまうことになります。

現に、比較的若年の患者に、手術を躊躇（ちゅうちょ）する理由について尋ねると、「何年か経つうちに、再手術が必要になりそうだから」と答える人がかなり多く見られます。

この風潮についての前田氏の説明です。

「昭和大学藤が丘病院には、開院した昭和51年以降に手術した患者さんひとりひとりについて、人工股関節がどれだけもっているかというデータが蓄積しています。それを見ると、何世代か前の人工股関節の場合でも30年はもつことが分かっています。その後、素材や構造は大きく進歩しましたから、耐用年数はさらに延びているはずです。最近、患者さんには『40年ぐらいはもつと思いますよ』と話して、安心して手術を受けていただくようにしています」

最近はインターネット情報などの普及に伴い、人工股関節への理解も次第に進み、手術を積極的に希望する患者が、専門病院を直接訪れるケースも見られるようになりました。

前田氏の話です。「身近な例を見ると、連携先のクリニックで一定期間リハビリを受けた後、手術を希望して当院に紹介されて来る患者さんの数は、このところ明らかに増えています。ことに、若年層の患者さんの数が増えているのが目立ちます。これは、治療法に対する患者さんの理解が進み、病診連携のシステムがうまく機能している結果ではないでしょうか」

痛みのがまんし過ぎは、ほかにも悪影響

「現在は、条件さえ整えば、若年の方にも人工股関節置換術を勧めるようにしています。その理由は、人工股関節の耐用年数が長くなっただけでなく、長い間痛みをがまんしてきた人ほど、関節や筋肉が固まってしまっていて、

手術後の改善が思わしくないからです」

前田氏の経験では、例えば、左の股関節が悪かった人の場合、右の膝関節も悪くなりやすく、腰も悪くなりやすいとのことです。また、長年がまんした末に高齢になってから人工股関節置換術を受け、股関節の痛みからは解放されたものの、新たに脊柱管狭窄症（せきちゅうかんきょうさくしょう）の症状が出て歩けないという人も少なくないといいます。

「膝関節の悪い人が、股関節や腰も悪くなるというケースは少ないのですが、逆に、股関節の悪い人は膝や腰にも悪影響が出やすい傾向があります。こうしたことが経験上分かっているので、『痛みはあまりがまんしない方がいい』と、早めの人工股関節置換術を勧めるわけです。また、対側の腰や膝などの症状が強く、変形性股関節症の2次障害の傾向が見られる場合も、手術を勧めます。私たちの手元には、こうしたデータが蓄積されているため、無理に保存療法で引っ張るという考えは持っていません。少なくとも、患者さんに『遅すぎた』という後悔だけはさせたくないと思っています」

患者の中には、整形外科医は、みな早めの手術を勧めるというイメージを持つ人がいます。

「医師の多くは、決して一方的に、早めの手術を強要しているわけではありません。患者さんの話をよく聞き、いくつかの選択肢を示し、それぞれの長所と欠点を十分に伝えた上で、問題を解決するための最善策が人工股関節置換術だと理解いただいたときには、年齢にかかわらず、手術を勧めるようにしているのです」

術後の生活制限は無くなりつつある

かつて、人工股関節置換術を受けた患者は、生活様式を大きく変えねばならない時代がありました。人工股関節には常に脱臼の心配が付きまとったため、畳での生活は不自由が多く、椅子やベッドへの切り替えが強く勧められたりしました。しかし現在では、人工股関節の進化とともに、手術の方法も進歩したため、脱臼の危険性は減り、生活様式の制限は、ほとんどなくなっています。前田氏の説明です。

「昔は手術後、浴槽に入るときは必ず踏み台を使用するよう指導したり、家の改修を勧めることも少なくありませんでした。しかし今、当院では、術後の生活制限は一切しておらず、これまでどおりの生活をしても問題ないと説明しています。ただし生活指導の中味は、患者さんの状態や医療機関によって違ってきますので、必ず担当医師の指示に従っていただきたいと思います」

前田氏が所属する医療チームでは、手術の際、患者への負担を少なくするために、最小侵襲手術法（ＭＩＳ）を取り入れています。この方法は全国の多くの施設で、さまざまな形をとって行われていますが、ここでは60度半側臥位という姿勢で手術を行ないます。

「一般的に、患者さんは仰向けか横向きの姿勢で手術を受けることが多いのですが、当院では、仰向けと横向きの中間、60度ぐらいに傾けた姿勢で手術をします。この方法ですと、ナビゲーションなどに頼らなくても、人工股関節を正しい角度で設置しやすく、結果として安全性が高まると考えています。また股関節の後ろにある筋肉を切らないので、患者さんへの負担が減少します。それに伴い脱臼のリスクも減り、以前スポーツをしていた人が、術後、スポーツに復帰できることも多くなりました」

筋肉や腱を切らないこの手術方式の場合、術後の患者の痛みは弱くなり、機能回復が早まる結果、翌日から開始する歩行訓練にも、比較的スムーズに入っていけるとされます。

退院後に欠かせない術後リハビリテーション

横浜市の北部地域には、多くの坂道があります。退院を控えた患者は、実際に外を歩き、坂を登ったり下ったりできると判断されれば、医師から退院許可が下ります。

人工股関節置換術後の入院期間は、現在では2〜3週間が普通ですが、大切なことは、退院後のリハビリテーションにあります。

私たちの体は、痛みがあると、自然とその痛みを避けるような歩き方をするようになり、股関節以外の腰や膝などに悪影響が及んできます。手術後、正しい歩き方ができるように回復するためには、脳のソフトウェアに正しい動作を再入力する必要があります。そのための訓練が術後のリハビリテーションであり、筋肉の再教育には2～3ヵ月の時間を要するといわれます。

前田氏は、「若い頃から、術後の患者さんが、リハビリテーション病院でリハビリを十分受けたあとに社会復帰していく姿を見てきましたので、術後リハビリの重要性を強く認識しています」と言います。

ただ、この術後リハビリテーションが、どの医療機関においても均等に、しかも十分に行われているかといえば、必ずしもそうではなさそうです。術後リハビリテーションを重視する医師もいれば、手術が終わればあとは自然に治ると考える医師もおり、基本的な考え方には、かなりの温度差があるようです。医師から「リハビリは特に必要ない」と説明され、3ヵ月先の通院日までリハビリテーションを受けずに過ごす患者の場合もあります。前田氏の説明です。

「手術後入院している1週間というのは、強力な鎮痛剤を使っていることもあって、患者さんはさほど痛みを感じていません。そのまま退院し、痛み止めが減ってくると、痛みを強く感じることがあります。それで病院へ連絡をすると、医師からは『痛いのは当然です。安静にしていてください』と指示されることがあります。

20年ほど前は、手術を受けた後、病院でのリハビリ期間が、3～4ヵ月もありました。しかし現在では、国の方針によって、どの病院でも長くて2週間程度しか入院できません。

ですから専門病院の役割は、その時点における最善の手術を行ない、しっかりと術後リハビリを継続できるクリニックを患者さんに紹介することに尽きます。これが、真の地域連携です。

ただ人工股関節置換術の場合、長年にわたる患者さんの経過観察が重要であり、経過を追跡していくことも私たちの使命です。患者さんは、最低でも10年間は定期的に検診を受けていただかなくてはなりません」

術後リハビリテーションは近くのクリニックで

人工股関節置換術を受けた患者の入院期間は、昭和大学横浜市北部病院の場合、平均2週間です。これについて前田氏は、「最近は、仕事の都合などで、あまり長期間入院できないという患者さんも増えています。したがって、かつてのように、術後リハビリのために3ヵ月間も入院するより、早期に退院してクリニックに通院する方が、社会生活にマッチしているように思います」と説明します。

患者はインターネットなどで、入院期間のできるだけ短い病院を調べ、受診するケースも多いようです。入院期間5日という病院に申し込む患者が多いのも、こうした傾向の現れかも知れません。

しかし繰り返しになりますが、短い入院期間で済むということの前提には、退院後に外来リハビリテーションを行なう体制が整っていることが重要であり、運動療法を含めた療養には、術後2～3ヵ月を要するという条件については譲ることができないと、前田氏は強調します。

患者の中には、まだ体が完全に回復していないため、帰宅後すぐには家事や仕事をできないなどの理由で、入院して回復期リハビリテーションを受けることを希望する人もいます。そうした場合、昭和大学藤が丘リハビリテーション病院が紹介されることもありますが、希望者の数は少なく、多くは通院によるリハビリテーションを選んでいます。

手術前に広瀬整形外科リウマチ科でリハビリテーションを行なっていた患者の多くは、手術後、このクリニックに戻り、通院による回復リハビリテーションを開始します。その期間中に足のむくみが引かなかったり、傷口から浸出液が出るなど体調に異常が認められた場合には、患者が基幹病院を再び受診することもあります。

クリニックでの回復リハビリテーションが順調に進み、病院で行われる、術後6週目、3ヵ月目、6ヵ月目、1年目の定期検診で順調な回復が確認された以降、患者に対するフォローがいつまで必要となるかは、ひとりひとりの回復状況によって異なります。

ここまで紹介した緊密な病診連携について、前田氏は次のようにまとめます。

「横浜市北部地域には、同じ大学のOB医師が開業するクリニックが何件かあります。そうしたクリニック間では、理学療法士同士の横の連携も活発で、日常的に情報交換をしたり、勉強のためのセミナーを開いたりしています。こうしたシステムがスムーズに機能するようになるまでには、数年かかりましたが、関係者の努力で、いまでは安心して患者さんをこのシステムに委ねることができるまでになりました」

身近なリハビリテーション施設の紹介

横浜市北部地域では、このような変形性股関節症治療における地域連携が良好に機能していますが、全国的に見ると、そうした地域はまだ少ないのが現状です。

このため昭和大学横浜市北部病院には、遠方地域から来院する患者があります。地域によっては半年先でないと、地元病院で手術を受けられないケースも珍しくないからです。

「専門病院の主な役割は手術ですから、遠方からの患者さんでも、積極的に受け入れています。基本的には紹介状があれば、全国各地どこの患者さんでも受診可能です。整形外科だけでなく、他の診療科であっても、当院整形外科宛に紹介状を書いていただければ問題ありません。紹介状が無い場合でも、選定療養費を自費負担いただければ、受診できます。ただし手術のために、自己血を採取する必要があるので、手術前には何度か受診していただかなくてはなりません」と、前田氏は言います。

遠隔地からの患者には、退院後、地元のできるだけ便の良い場所にあるクリニックか病院を探し、術後リハビリをしてもらえるように交渉をします。

「手術前・手術後のリハビリは、理学療法士が常勤するクリニックや病院を探して紹介先とします。紹介状には診断や治療の経緯を明記して、適切な理学療法を実施してほしい旨を記しますので、ほとんどの場合は、紹介先でリハビリができているようです」

遠隔地であるため、紹介した医療機関に、人工股関節置換術後のリハビリに精通したセラピストが常勤しているかどうか、確認が困難な場合もありますが、紹介状に情報や要望を添えることで、何とか希望するリハビリを継続してもらえるように努力をします。

さらに前田氏は、「リハビリには、医療保険を使って行なう外来リハと、介護保険を使って行なう訪問もしくは通所リハがあります。介護保険を導入する場合は、その地域を担当するケアマネージャーに相談することで、理学療法士がいる施設できちんとリハビリを受けることができます。遠方の患者さんの場合は、こちらを先に当たるのも一つの方法かと思います。その場合は、入院前に介護保険申請をしていただき、担当のケアマネージャーを決めておいていただければ、術後の手続きがスムーズに進みます」とアドバイスします。

リハビリテーション施設を選ぶときのチェックポイント

いろいろな地域に住む患者が、自分自身でクリニックや病院、あるいはリハビリテーション施設を探す場合について、前田氏はさらに次のようなアドバイスをします。

「患者さん自身でリハビリのためのクリニックや病院を探す場合は、ホームページなどで候補となる医療機関の施設基準を確認し、『運動器リハビリテーション施設基準Ⅱ以上』の施設を選ぶようにすることをお勧めします」

『運動器リハビリテーション施設基準Ⅱ以上』を取得しているクリニックは、理学療法士あるいは作業療法士が常勤しているほか、次のような条件を満たしています。

【医師】運動器リハビリの経験を有する（運動器リハ経験3年以上または運動器リハ研修を修了）専任の常勤医師が1名以上いること。

【スタッフ】1～3のいずれかを満たしていること

1　専従の常勤理学療法士が2名以上

2　専従の常勤作業療法士が2名以上

3　専従の常勤理学療法士、専従の作業療法士を合わせて2名以上

【訓練室】診療所の場合は、45m²以上であること

なお、『運動器リハビリテーション施設基準Ⅰ』の施設では、専従の常勤理学療法士または専従の常勤作業療法士が合わせて4名以上おり、訓練室の面積が100m²以上であることが条件となります。

将来のリハビリテーションのあり方

「近年、変形性股関節症で手術を受けた患者さんの入院期間はどんどん短縮され、それに伴って術後リハビリの期間も短くなっています。アメリカではすでに30年以上前から入院期間が短く、病院前にはホテルのような宿泊施設があって、患者さんは術後そこに移って通院リハビリを受けていました。これは非常に合理的なシステムだと思いました。今日本では、退院後のリハビリに困っている患者さんがたくさんいます。当院も、その受け皿の一つとしての機能を果たせるよう、引き続き診療を続けていきたいと考えています」

こう語るのは、広瀬整形外科リウマチ科院長の広瀬氏です。

脊椎や膝に比べると、股関節に異常を訴える患者の数は少ないため、股関節のリハビリテーションを専門に行なうクリニックの数も少なく、リハビリ難民の数は増加しているともいわれています。また脳卒中の場合などに比べて、各地域における病診連携システムは遅れているとの指摘もあります。

広瀬氏は、変形性股関節症の医療連携の将来について、次のように話します。

「この病気のリハビリに熱心に取り組んでいるクリニックは、全国各地にあります。将来的には、そうした施設の間で、多職種による全国的なネットワークを作る試みが実現することを期待しています。骨粗鬆症の治療においては、最近、日本でもリエゾンサービスというシステムが注目を集めています。リエゾンサービスというのは、コーディネーターが中心となって、多職種の連携により骨折の防止を推進するシステムのことです。イギリスで始められて、その後欧米各国に広がりました。そこまで大規模なものは無理かも知れませんが、変形性股関節症についても、国内で似たようなシステム作りが実現できればいいと思います」

変形性股関節症診療の連携システムの充実が待たれます。

第4章　変形性股関節症と向き合う人たち

第4章では、この本に登場する10人の患者ひとりひとりの体験や思いを、病気の始まりから現在まで、時間を追って紹介します。

前半には保存療法を中心にされてきた方、後半には手術を体験された方が登場します。

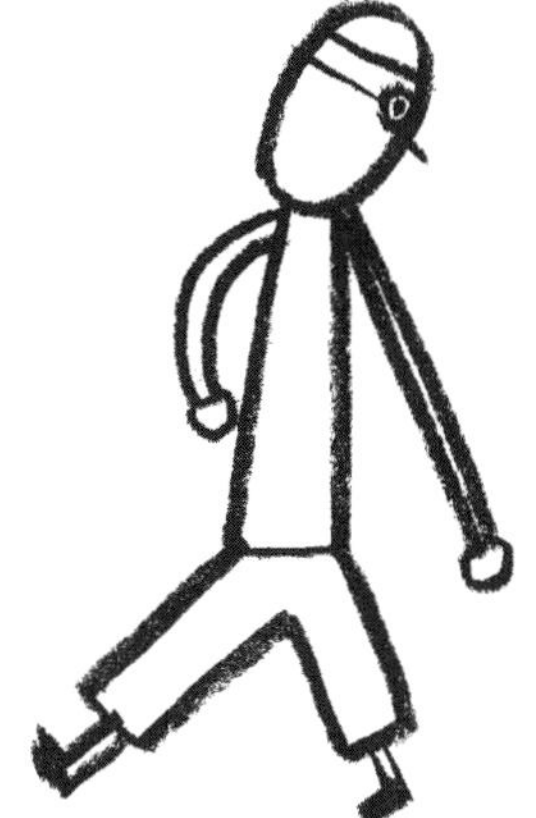
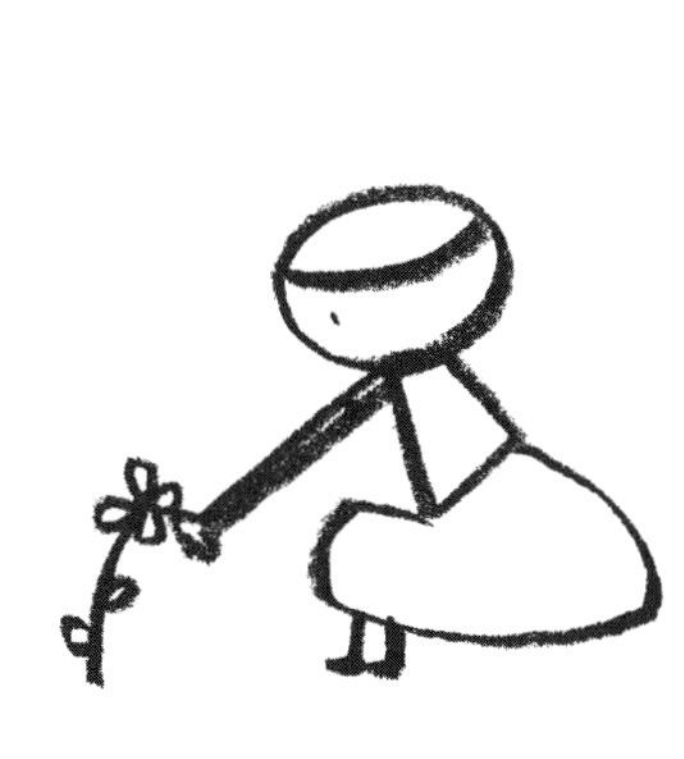

保存療法

幼少期に受けた手術へのトラウマから、成人後も手術を避け、保存療法だけで乗り越えてきた

塩田幸恵（仮名　61歳、女性、東京都在住）

塩田さんは4歳のとき、庭で遊んでいる最中に膝に激痛を感じ、歩行ができなくなりました。近くの整形外科で、生まれつきの先天性股関節脱臼に外傷が重なって起きた、左股関節の骨折と診断されました。

紹介された大学病院で手術を受けましたが、術後はギプスやコルセットで固定され、5歳までほぼ寝たきりの状態で過ごしたのを覚えています。現在であれば、術後直ちにリハビリテーションを開始するはずですが、当時は長期間体を動かさなかったこともあり、左右に脚長差（きゃくちょうさ）が生じました。

13歳のとき、同じ大学病院で股関節の骨切り術（こつきりじゅつ）を勧められ、これを受けましたが、当時は特に痛みや生活上の支障があったわけでもありません。

その後、中学と高校ではバスケットボール部で、大学と大学院時代にはテニスやスキーで活動し、28歳で就職しましたが、この間、股関節の状態に問題は起きず、子供のとき、なぜ手術となったのかは未だに不明と言います。

40歳のとき第2子を出産しましたが、このころから股関節にぐらつきや軽い痛みが出るようになりました。

「出産の影響で股関節が緩んだのではないかと思いますが、おそらくこのころから変形性股関節症が進行していたのでしょう」と、塩田さんは振り返ります。

リハビリテーション病院でX線診断を受け、医師からは、できるだけ早期に人工股関節置換術を受けるよう勧められましたが、手術への抵抗感が強く、これを拒否しました。

50歳を過ぎたころ、突然、股関節に激しい痛みを覚え、間断ない夜間痛が続きました。X線検査から、軟骨が減り、変形が進んでいることが分かりました。

「当時はジム通いをし、水泳などで体を動かし過ぎていました。また重い物を運ぶ機会も多かったので、負担がかかったのではないかと思います」

山梨の病院で保存療法に取り組むことを決意し、通院を始めました。3カ月ほど経つと痛みは増し、昼夜を問わず強い痛みに苦しめられました。

痛みはこのころが最悪だったと塩田さんは言いますが、

なぜか画像には大きな異常は現れず、医師も痛みの原因がつかめなかったようです。しかし、数ヵ月後に再度画像検査をすると、大腿骨頭（だいたいこっとう）がつぶれていることが判明しました。その後も月１回のペースで通院し、水中歩行などのリハビリテーションも続け、鎮痛薬も処方されましたが、効果は実感できなかったと言います。

この通院と並行して、理学療法士の東保潤の介氏から保存療法を受けることになりました。東保氏は、塩田さんがあまりに痛がるので、初めのうちは手の施しようがなかったようです。

「施術に対する体の反応は、人それぞれのようですが、中でも私はまれなケースだったみたいです。施術が終わった直後も痛くて、すぐには歩けないのです。翌日も同様です。３日目ぐらいになるとようやく効果が出てきます。施術後、私が痛がる姿を見て、療法士の方も落ち込んだとおっしゃっていました」

これほど痛みが激しい時期であっても、塩田さんの中に、手術という選択肢はなかったと言います。その後も保存療法を継続した結果、最悪時の痛みを10とすると、１年ほどで痛みは４～５のレベルまで軽減しました。

最近では、痛みをほぼ良好にコントロールできており、30年来の大学の非常勤講師は、今も続けています。歩数は１日５０００歩以内と制限されていますが、週に一度、電車通勤をするときは歩数が増えてしまい、当日や翌日に痛みが出るそうです。

現在、日常生活で困ることはほとんどありませんが、不便なのは脚長差です。かつて脚長差は１～２㎝程度でしたが、大腿骨頭が潰れてしまって以来、５㎝もの差ができてしまいました。このため、外を歩くときは補高靴を履きますが、屋内やプールサイドなどを歩くときは、片足がつま先立ちになるほどなので、とても疲れるそうです。

「脚長差の改善には、人工股関節置換術しかないと思います。しかし、術後のフォローのことを考えると、簡単に手術を選択する気にはなれません。保存療法か手術かという二者択一ではなく、医師には、治療の選択肢を幅広く提示して、柔軟に対応してほしいと思います。さらに、手術を選択した場合でも、患者がしっかりしたリハビリを受けられる環境を作ってほしいというのが、私の切なる願いです」

保存療法

自分に合った保存療法を続けた結果、股関節の状態は末期でも、さほど不自由なく自立生活を続けている

畠田昌代（仮名　71歳、女性、東京都在住）

畠田昌代さんは、2、3歳の頃、先天性股関節脱臼が見つかり、ギプス固定で過ごしましたが、成長につれて症状は次第に改善していきました。30代後半に膝の痛みを感じ、その原因が股関節にあったことが、後年になって分かりました。

40歳になり、仕事、子育て、家庭を切り回していましたが、ある日、突然の激痛で歩けなくなりました。数分休むと回復しましたが、何が原因だったのかその時は分かりませんでした。

45歳頃から、股関節の痛みで歩行がつらくなり、トイレで脚の開きに苦労するようになりました。あるとき新聞記事で、それが先天性股関節脱臼から来るものであると知り、近所の整形外科を受診したところ、両脚の変形性股関節症と診断されました。「車椅子で生活すればひどくならない」と指導されましたが、それを受け入れる心の準備はできていませんでした。

何とか日常生活を送っていましたが、歩行時の腰のそり方など外見が気になり、整体院に通いました。やがて腰痛が強まってきましたが、当時、人工股関節は20年しかもたないと言われていたため、まずは保存療法で維持することにしました。

48歳のとき、プールで股関節のエクササイズをするグループに入会し、50歳のときには、障害者スポーツセンターで体操・ストレッチなどに取り組む患者団体にも入会しました。しかし、何をするにも痛みで足が動かせない状態だったと言います。

51歳、腰が曲がって前傾し、歩幅は極端に小さくなりました。跛行（はこう）がひどく、脚も変形して脚長差が出てきました。階段の上りやバスのステップを上がることが困難になったため、杖を使うことにしました。夜間痛が続きます。

53歳になり、山梨の病院で本格的に保存療法と取り組むことにしました。保存療法を1年ほど続けた結果、X線上では、関節の隙間の狭小化が少し改善されたように見え、痛みも半分程度に減ってきました。痛みで歩行困難となる

ケースも減り、夜間痛も1ヵ月に数回程度にまで減少しました。

ところが55歳のとき、急な激痛に襲われ、全く歩けなくなりました。山梨の病院の診断で、右側の大腿骨頭が破壊されていることが分かりました。長年、股関節を酷使したことが原因と指摘されました。即日入院となり、６ヵ月間にわたって、理学療法や運動療法に取り組んだ結果、回復が目覚ましく、特に夜間痛が無くなりました。

その後、60代後半から現在に至るまで、畠田さんは体操、プール、外来通院を続けていますが、以前に比べて痛みはだいぶ和らいでいると言います。特に毎日続けて効果的と感じるのは、入浴時の30分間マッサージです。その方法は、股関節エクササイズグループのスポーツトレーナーから教わりました。

医療機関の受診は、年2回、山梨の病院で受ける定期健診のみです。現在、X線上では末期とされていますが、痛みはコントロールできています。疲れたときなどに鈍痛はありますが、激しい痛みからは解放されています。片杖やカートを使って、外出もできます。プールや体操、趣味など、絶えず忙しく動いていて、旅行へ出かけることもあります。

「もともと歩くのは苦にならず、毎日、平均５００歩くらいは歩きます。多少痛くても歩いているから、良い状態を維持できているのではないかと思います」

畠田さんは、今のところ手術は念頭になく、このまま保存療法で維持していきたいと言います。

「普段は調子が良くても、突然、動けなくなるようなこともあります。立ち上がりにくいとか、物を落としたら拾えないという不自由さもあります。でも、激しい痛みに苦しみ、家の中をはっていたような最悪の時期を考えれば、少しぐらい状態が悪くなっても、乗り越えられると思っています」

保存療法

手術を避け、患者参加型の保存療法で痛みを克服する

長岡純佳（仮名　61歳、女性、東京都在住）

長岡さんは、生まれたときに、先天性股関節亜脱臼、および寛骨臼形成不全（かんこつきゅうけいせいふぜん）と診断され、幼少時はギプス固定で過ごしました。その後ギプスは外れましたが、片足を引きずって歩く生活は今でも続いています。

25歳のとき、発達障害者を主な対象に、音楽療法士の仕事を始めました。そのころから、次第に股関節の痛みが出てきました。受診した整形外科医から、「40歳になったら車椅子になる」と言われショックを受けました。人生で初めて、〝目の前が真っ暗になる〟という経験をしました。

さらに畳みかけるように、「うちに通えば、車椅子にならずに済む。手術をするなら来なさい」とも言われ、しばらくの間、長岡さんは泣いて暮らしたと言います。何も悪いことをしていない私が、どうして歩けなくなるのだろうと思い、理不尽だと感じました。医師を恨み、その整形外科とは疎遠になりました。こうした経験から医師への不信感が募り、しばらくは病院から足が遠のいてしまいました。

40歳を迎えても車椅子生活になることはありませんでしたが、数年後に、変形性股関節症と診断されました。50歳を過ぎると痛みがひどくなったため、杖を使うようになりました。55歳の頃、痛みはすでにがまんできないほどになっていました。これ以上の痛みに限界を感じ、信頼する整形外科医から、勧められていた人工股関節置換術を受けることを決意しました。

しかし手術が1週間後に迫ったとき、夫に意思を再確認されました。自分でもまだ保存療法の可能性を求めていたため、保存療法が可能な施設などのネット検索は続けていたのですが、たまたま目に触れた作業療法士・山田稔氏の主宰するリハビリスタジオのことが気になっていました。

スタジオを訪ねて施術を受けたところ、痛みが明らかに和らぐのを感じました。詳細な症状の説明を聞いた山田氏から、長岡さんの場合、股関節まわりの筋肉を強化することで、痛みの改善が十分期待できると説明されました。この言葉で、長岡さんは保存療法に賭けようと決心し、予約していた手術を直前で思いとどまりました。夫も「いったんやめてみて、どうしても駄目だったら、また考えればい

い」と賛成してくれました。

手術を思いとどまった理由はもう一つあります。それは、ここでのリハビリテーション方針が、患者も治療者の一員として参加することだったからです。それにより、患者は今受けている施術の意味を理解し、どういう体の使い方をすれば痛みが改善するかを、実感として分かってくるのだといいます。

ただ、施術を始めてみると、一時痛みの強まる時期がありました。「しゃがむこともできなくなり、スーパーやコンビニにもひとりでは行けません。誰かとぶつかって商品を落としたら、自分では拾えないからです。車椅子の振動でも股関節に痛みが走り、車での通院もつらかったほどです。施術を始める前は、痛くても階段は昇れたのに、関節可動域が狭くなり、階段も上がれなくなりました。いったんは良くなっただけに、再び悪化したことがとても不安でした。周囲からの雑音もありました」

そうした体の変化を、山田氏はその都度分かりやすく説明しました。長岡さんは施術方針を信頼し、スタジオに通い続けました。痛みが出ても鎮痛剤は服用せず、片杖を両杖（腕支えを備えたロフストランドクラッチ）にして頑張りました。

そして、手術をキャンセルしてから半年後。あれほどの痛みが劇的に改善していました。

現在、疼痛はほぼ消失し、杖無しで歩けるまでになりました。しかも最新の画像診断によれば、狭かった関節の隙間に改善が認められ、再生しないといわれる軟骨の一部再生（線維軟骨）も見られると専門医は言います（第2章39ページ参照）。

今、長岡さんは、連日仕事で都内の施設などを車で回っています。2年ほど前には、何年ぶりかで電車に乗って花見に出かけたこともあります。

痛みが最もひどかった頃は、夫に車椅子を押してもらっていました。今は、外出時に安全のため杖を持っていくこともありますが、あるときなど、スーパーに杖を置き忘れてきたことに、後で気付いたぐらいです。

「今も片足を引きずって歩きます。でも、痛みがないのはこれほど幸せなことかと、日々感じています。犬の散歩をさせられるのが一つの目標でしたが、それも叶いました」

手術をせずに、今の状態をこの先も維持したい。それが長岡さんの目下の望みです。

保存療法

徹底した保存療法で、痛みと関節可動域を改善する

丸山順奈（仮名　63歳、女性、東京都在住）

6年前、丸山さんは、先を急ぎながら歩いているとき、突然、右股関節に強い痛みを感じました。その痛さが尋常ではないと感じたため、都内の大学病院を受診し、X線などの検査を受けました。これが変形性股関節症との戦いの始まりでした。

すぐに手術が必要な段階ではないとのことで、医師からは「しばらく様子を見てはどうか」と勧められ、半年に1回のペースで通院することになりました。しかし治療らしい治療は行われず、毎回「様子を見ましょう」で終わっていました。

「リハビリ法や簡単な体操などを教えてほしかったのですが、診察と検査だけで、保存療法に関する具体的な指導は全くありませんでした。医師に『自分でできるトレーニングか何かありませんか？』と質問しても、返ってくる返事は『うーん、杖を持つくらいかな』という程度でした。当時はまだ50代だったので、杖を持つことには抵抗がありました」

3年後、友人から、山梨に保存療法に定評のある病院があることを聞き、月1回のリハビリテーションを受けに通うようになりました。

病院の診断で、丸山さんには変形性股関節症以外にも、腰椎(ようつい)すべり症、側弯(そくわん)症(しょう)、外反母趾(がいはんぼし)さらには寛骨臼形成不全(かんこつきゅうけいせいふぜん)などがあることが分かりました。

「大学病院では股関節のことしか言われなかったので、こんなにいろいろな病気があるのかと驚きました。医師からは、股関節が悪いため、長年のうちにほかの部分にも影響が及んできたと説明されました」

山梨の病院までは通院が大変なため、相談したところ、都内でリハビリスタジオを主宰する作業療法士を紹介され、そちらにも月1回通院するようにしました。さまざまな運動療法を実践した結果、症状は次第に改善し、痛みも和らいでいきました。最もつらいときの痛みを10とすると、現在は2程度にまで改善しています。ただ、歩き過ぎると筋肉に過剰な負荷がかかり痛みが出るので、歩数は1日3000歩以内に抑えていると言います。

「仲間の患者さんを見ると、病気のために動けなくなり、若い頃とのギャップから落ち込んでしまう方もいます。杖を持つことで、周囲の目が気になるという方も少なくありません。そんな中で、保存療法で何とかやっていこうという人と、今の状況にがまんできず、手術に踏み切ろうと言う人に分かれるように思います」

丸山さんは今の状態をキープするために、体操教室に通ったり、水中ウォーキングを行なうなど、やれることは全てやろうと考えています。

外出時には、病院で処方されたノルディックウォーク用の２本のポールを持つようにしています。

「ポールを持たなくても歩けるのですが、持ち始めると安心感があって、手放せなくなってしまいました。ただし、周囲の邪魔にならぬよう、なるべく人が少ないところを選んで歩くようにしています。

丸山さんは今のところ手術は考えていませんが、「動けなくなったり、夜も痛む状態になれば、手術を受けると思います」と、手術を選択する余地も残しています。

手術➡保存療法

幼少期に受けた複数回の手術により、両脚の状態は限界に達する。不自由さと折り合いをつけながら日常生活を送る

大谷裕美（仮名　64歳、女性、東京都在住）

大谷さんは異常分娩で生まれたため、先天性股関節脱臼と寛骨臼形成不全があり、股関節の屋根はほとんど無い状態でした。幼少時より、痛みとの長い闘いが続いています。

最初の手術は４歳のとき、右の股関節に自分の骨盤の骨を移植して屋根を作る手術でした。５歳のときには右側大腿骨を切って、股関節の角度を変える手術を受けました。さらに11歳のとき、右側の股関節に自分の骨盤の一部を移植しました。この複数回にわたる自家骨移植のため、右側の骨盤の骨は半分に減ってしまいました。

成人後は、長く歩くことはできなかったものの、それ以外特に不自由のない生活がしばらくは続き、障害者手帳も持っていませんでした。小学校の養護教員に採用され、以後、約30年間その職にありました。子どもたちの遠足にも付き添ったほどです。

35歳の頃、右股関節の激しい痛みに襲われました。それまでとは全く質の違う激痛でした。いくつかの病院を回りましたが、すでに股関節の手術を3回もしているためかどの医師もなす術がなく、手術を断られました。ようやく、都内の病院の整形外科医が手術を引き受けてくれることになり、40歳のときに右股関節の寛骨臼回転骨切り術（かんこつきゅうかいてんこつきりじゅつ）が行われました。右股関節の状態が悪く、きわめて難しい手術だったと言います。

「片側の脚に4回も手術を受けた人は、そうはいないと思います。担当医は率直な方で、私に対してはっきりとモノを言われます。『痛みで苦しんでいる患者さんが目の前にいれば、助けなければならない。私にはその使命があるから、一緒に頑張っていこう』と言ってくれました。それで先生に全面的にお任せすることにしました。手術がうまくいかなければ、私の脚がそれだけのものだったのだと思えばいい。そういう気持ちで手術に臨みました」

手術自体はうまくいきましたが、術後に問題が起きました。足に病的な反射が現れ、手術を終えた夜、5秒おきに足がぴくんぴくんと動くのです。検査すると、出生時の脳へのダメージが原因であることが分かりました。

この治療のため、大谷さんは障害者リハビリテーションの病院で手術を受け、2年ほど入院しました。退院して1年後に、大谷さんは教職員として復職し、片松葉杖で仕事を続けました。初めのうち復職に反対だった医師は、やがて「仕事は辞めるな。社会と接点を持っていた方がいい」と言うようになりました。

手術から10年後、股関節の痛みで歩行が困難になりました。左側の股関節にも痛みが出てきたのです。長い間右側をかばい続けた結果、左の股関節を使い過ぎたことと、右の骨盤が薄いために体がねじれてしまったことが原因だとされました。

この症状のリハビリテーション時にも、再び病的な反射が起きたほか、物が二重に見えるなどの視覚障害や、匂いや味が分からなくなる嗅覚障害・味覚障害などの神経症状も現れるようになりました。いずれも出産時の脳へのダメージが原因でした。

「当時は次々と不快な症状が現れ、最悪な状態でした。ただ、それらの症状が脳から来るものだということが分かり、自分の中ではある種の整理がつきました」

大谷さんは55歳で退職しました。左側の股関節に痛みが出て以来、両松葉杖で行動しています。そのため階段の昇降はできず、傘をさせないため雨が降ると外へ出られません。特に怖いのは電車だと言います。一度、車内で転倒したことがあります。両松葉杖のため、自力では立ち上がれませんでした。

それでも、大谷さんは不自由さと折り合いを付けながら、友人と観劇やコンサート、食事などに出かけて人生を楽しんでいます。買い物やゴミ出しを手伝ってくれる仲間もいて、友人には恵まれていると笑顔で語ります。

けれども、マンションの高層階でひとり暮らしをする大谷さんには、先行きの不安もあります。「今は、洗濯も台所仕事も自分でできますが、この先、もし車椅子になった場合は、このままの生活はできなくなるでしょう」

大谷さんの右側の骨盤の骨は半減しているため、右側の人工股関節置換術を受けることは不可能です。

幸い退職後は、ストレスや歩行の負荷が減ったせいか、左股関節の変形の進み具合は緩やかになってきました。

現在、山梨の病院には１人で通院しています。鎮痛剤を飲めば１日４０００歩、鎮痛剤なしでも１日２０００歩は歩けると言います。

保存療法→手術

各地の病院を訪ね、遠隔地で半年以上におよぶ手術と術後リハビリテーションを受けた結果、職場復帰を果たす

田中真佐子（仮名　57歳、女性、埼玉県在住）

田中さんは、30歳過ぎに両側の変形性股関節症を発症しました。子育ての真っ最中でしたが、ある日突然、股関節に痛みが出たため近所の整形外科を受診し、寛骨臼形成不全と知らされました。症状はかなり進んでいましたが、変形性股関節症の方は、まだ初期との診断でした。「変形性股関節症は命に別状がない病気です。当時は痛みが出ても、翌日には治まっていることが多く、つい放置してしまいました」

しかし40歳を過ぎた頃から、痛みは徐々に増してきて、夜間痛にも悩まされました。そこで専門病院への紹介を申し出たところ、クリニックの医師は「紹介状は書かない。自分で探してください」と突き放したと言います。

50歳を過ぎて、痛みがいよいよ激しさを増したため、本で知った山梨の病院を受診しました。すでに末期との診断

でしたが、医師の助言を受けて保存療法を続けることになりました。人工股関節置換術後のリハビリテーションで通院していた患者仲間から、「できれば手術はしない方がいい」とアドバイスされたりもしました。

通院は月1回のペースで続けましたが、痛みは治まりません。ある日、歯科を受診したところ、奥歯が擦り減っていると指摘されました。長年の痛みで、無意識に歯を食いしばっていたようです。次第に〝手術〟の二文字が頭に浮かぶようになっていきました。

同じ病気を抱える高校時代の友人が、福岡県のリハビリテーション病院で、自骨手術をしてくれるという情報を入手したため、2人でその病院を訪ね、自骨による手術の可能性を尋ねました。すでに末期となっているため、寛骨臼回転骨切り術はできないが、キアリ手術なら可能と診断されたのは、52歳の夏のことでした。

翌春、田中さんはこの病院で、左股関節のキアリ手術と、骨移植による寛骨臼形成術（かぶりの浅い寛骨臼に、自家骨を移植する手術）を受けました。一般的に、骨切り術は50歳前の人が対象となりますが、すでに50代前半になった田中さんの場合、骨がある程度しっかりしていたために、この手術が可能となったのです。

手術から2ヵ月後には回復期リハビリテーション病棟へ移り、最終的に入院は5ヵ月間に及びました。

「自宅から遠く離れた地での、5ヵ月に及ぶ入院生活は大変でした。親戚がいるわけでもなく、家族も頻繁に来ることができません。しかも歩けないので、外出もできず、車椅子で病院内を移動する程度です。5ヵ月も入院できたのはリハビリテーション病院だったからで、リハビリも毎日1時間以上、休みなしで行われました」

田中さんは1年間の休職の後、翌春には無事、職場復帰を果たしました。

田中さんは、現在は車で通勤し、週5日は仕事をしています。歩行時には杖を使います。車で外出するときはT字の1本杖を携行し、電車を利用するときは、ノルディックウォーキング用の、2本杖で出かけるようにしています。

「杖無しで歩けなくもないのですが、やはり不安ですし、杖を持っていた方が周りの人も注意してくれますから。いま生活で困っているのは、和式トイレに入れないことと、左の足の爪を切るのが難しいことです。キアリ手術を受けると痛みはとれますが、関節可動域が広がるわけではありません。床に落ちた物を拾うにも、マジックハンドを使っています」

手術を受けた左股関節は、X線で見ても明らかに改善しました。しかし、関節可動域は広がっておらず、また筋肉が捻れているので、メンテナンスは欠かせません。右股関節を温存するためにも、股関節専門サロンに通い、日々ジグリング（貧乏ゆすりに似た運動）などのリハビリテーションを続けています。毎日の生活がリハビリテーション、と田中さんは言います。

保存療法⬇手術

保存療法にこだわり、80歳を過ぎてから人工股関節置換術を決断したことへの複雑な思い

下田敏江（仮名　82歳、女性、東京都在住）

下田敏江さんが右鼠径部（みぎそけいぶ）に痛みを感じるようになったのは、52歳の頃でした。しかしその後、症状の変化はなく、好きなスキーや山登りを楽しむなど、普通の生活を送っていました。

56歳のとき、左鼠径部にも激痛を感じたため、大学病院を受診したところ、寛骨臼形成不全が原因の両側変形性股関節症との診断を受けました。初めて聞く病名でした。

医師から「この病気は進行性ですから」と告げられ、ショックを受けました。〝進行性〟という言葉から、がんをイメージさせられました。さらに医師は「年齢を考えると、人工股関節置換術しかありませんね」と言いました。手術をすればまた好きなスキーができるだろうか、と質問すると、何を考えているのかという顔をされ、「お孫さんができても抱かないこと。3キロより重い荷物は持たないこと。1日3000歩以上は歩かないこと。杖は一生必要になります」と言い渡されました。

下田さんは、「手術をしても、そんなに生活が制限されるのなら意味がない」と思ったそうです。けれど医師に「プールはいいですか？」と尋ねても、「ああ、いいですよ」と一言返ってくるだけです。患者が聞かない限りアドバイスもしてくれない医師に不信感が募り、それ以来、この病院へは行かなくなりました。

翌年になると、以前にも増して痛みと跛行（はこう）がひどくなりました。「今、思い出しても恐ろしい姿になりました」。

見かねた友人から勧められた民間の股関節矯正治療院に、3ヵ月ほど通ってみました。「民間の治療院でも、続けて施術を受けることで、確かに一時的に症状が軽くなることはあるものです」。6ヵ月目には、跛行も改善してきました。

すっかり治った気になって、治療院からも足が遠のき、8ヵ月が過ぎた頃のことです。突然、右膝が曲がったまま歩けなくなってしまい、再び治療院へ戻ることになりました。

この出来事が転機となって、下田さんは「この病気は、心と体を自己管理して、自分で治すしかない」という考え方に変わっていきました。そのためには、同病の仲間との支え合いが必要だと感じました。そして61歳のとき、股関節症患者の会に参加し、その後、障害者スポーツセンターを利用して、股関節症ケアの体操・ストレッチなどに取り組む患者団体を立ち上げました。下田さんはグループの中心となって活動を続け、保存療法のお手本として、患者の間では有名な存在となっていきます。

こうして下田さんは、プールでの水中歩行や床ストレッチなどの自己管理を続けていたのですが、症状のほうは、一進一退の状態が続いていました。66歳になると、それまで悪かった側とは反対の、左脚の痛みが強くなってきました。保存療法か、手術か。

その答えを求めて、下田さんは山梨の病院を受診しました。そして医師の言葉に力を得て、外来通院で本格的に保存療法に取り組むことにしました。「異物を入れるより、自分の力で股関節を修復する」方針に共感したのです。半年後、「骨頭も良い形になっているので、人工股関節にする必要はないでしょう」と言われました。

下田さんは、病院で指導された歩数と痛みの数値の記録を、2001年から現在まで20年間続けています。専門家は、この記録は病気の治り方や進行具合が可視化されている、優れた資料だと言います。実際にその記録を見ると、保存療法を続けることで、症状が明らかに改善していく様子が、はっきりと見て取れる一方、ある時期を境に、痛みが急激に悪化しているのが分かります。

「私は保存療法こそがベストと考えて、長年頑張ってきました。でも、その効果が落ちてくる時期がある。老化の影響もあり、保存療法には限界はあるのです」

80歳を超えた頃から、股関節痛と腰痛が再び強まり、歩行に支障が出るまでになりました。定期検診時のX線画像を見ると、関節の変形が明らかに進んでいます。これを見て下田さんは、両側の人工股関節置換術を受けることを決心しました。

手術後、左の股関節は目に見えて改善しましたが、右の股関節の痛みが全くとれません。下田さんは、右脚の痛みが取れるまでは退院できないと、2ヵ月ほど入院を続けましたが、結局、痛みは治らないままに退院することになりました。

退院後、リハビリテーション病院に通いましたが、右脚の状態は改善しません。それどころか、右片足で立つことさえできず、リハビリテーション中に右脚の痛さで体が弓なりになってしまうほどで、セラピストも手がつけられない状態でした。

定期検診で、痛みが治まらないことを訴え続けた結果、人工股関節を入れる場所が外側にずれていたことが判明し、医師がその責任を認めました。そして右股関節の再手術となりました。カップを内側へ移動し、寛骨臼の外側にチタン合金を追加してかぶせるという手術でした。右脚の痛みは無くなり、術後1週間もすると、楽に右片足立ちができるまでに回復しました。

しかし、この後もトラブルは続きます。術後に感染症を起こしたのです。その対応も後手、後手に回り、医療の不手際に繰り返し見舞われた下田さんですが、現在では股関節の痛みも消え、順調に回復しています。

「痛みのない生活を考えるのであれば、高齢になっても、手術の選択肢は避けるべきではないと思います。今自分は、歩けることがいかに大切かを痛感しています。いろいろ曲折はありましたが、ここまで回復できて、本当に良かったと思っています」

手術

若い頃に骨切り術を受ける。60歳代で受けた人工股関節置換術により、歩行が改善

永田和美（仮名　67歳、女性、埼玉県在住）

永田和美さんは、生後まもなく家族で伊豆大島へ引っ越し、2歳のときに島の診療所で先天性股関節脱臼と診断されました。島の診療所では治療が不可能なため、都内の国立病院に入院し、ギプス固定を行ないました。通院はでき

ないので、4歳頃まで東京で独り入院生活を送りましたが、その後は父親の仕事の都合で、医療機関を受診することが一切できなくなりました。

学生時代は、特に股関節に問題はなく、22歳のとき東京で就職しました。痛みで通勤がつらくなってきたため病院を受診すると、変形性股関節症と診断され、手術を勧められました。股関節を30度に固定するという手術法であったため、永田さんは「この若さでそんな手術など受けられない」と拒否。保存療法を行なうため、休職して療養生活に入りました。

そして2年後。復職した勤務先から大学病院の股関節外来を紹介され、手術を受けることになりました。右側の外反骨切り術を受けて入院する間に、左側も、寛骨臼回転骨切り術を受けましたが、この手術が本当に必要だったかどうかは、今も定かではないようです。

術後しばらくは、リハビリテーションのために入院をしましたが、満足なリハビリテーションは受けることができませんでした。

「術後は和式トイレが使えなくなるなど、いろいろな制約が出てきて、日常生活はかなり不便になりました。これは手術前には想像していなかったことでした」。

退院後は復職し、まもなく結婚して専業主婦となりました。関節可動域制限がかなり強い状態でしたが、37歳までに4子を出産しました。

44歳のとき、下肢の痛みが再発し、夜間痛も続くようになります。可動域はほとんどなくなっていました。そこで本格的な保存療法を受けようと、山梨の病院に入院し、温泉を使った水中訓練などを受けた結果、4ヵ月後にはX線所見が改善し、退院となりました。

50代に入り、入院と通院による保存療法を繰り返しますが、家族の看病などで無理が重なったためか、股関節の状態が再び悪化します。この間、人工股関節置換術を決断するにしても、60歳まではがまんすべきであると言われ、手術のことは考えないようにしていました。

60歳になったとき、闘病中の夫が亡くなり、次いで子どもたちがみな自立しました。手術の機は熟していました。「このまま寝たきりになるのは嫌だった」と永田さんは言います。

そして64歳のとき、大学病院で右人工股関節置換術を受け、さらに翌年、左人工股関節置換術も受けました。術後は自ら希望して、山梨の病院にそれぞれ2ヵ月入院しましたが、執刀した大学病院の担当医は、手術後のリハビリテーションの効果に驚いたと言います。

現在永田さんは、理学療法士の東保氏から定期的なリハビリテーションを受け、プールでの自主トレーニングも続けています。60代に入ってからの人工股関節置換術と、術後のリハビリテーションによって、長年不自由だった歩行は大幅に改善しました。

「子どもが小さい頃、幼稚園や学校の集まりなどへ行なっても、私は満足に立っていることもできませんでした。その姿を見て、幼稚園の子どもが『お母さん、僕につかまっていいよ』と言うのです。電車の中でも必ず私を座らせてくれました。主人が私をいつもかばっている姿を見ていたからだと思います。おかげで優しい子に育ってくれました。いま私がリハビリを頑張っているのは、長年にわたって、油断して生活してきたことへの反省があるからです。手術によって関節はきれいな位置に戻りましたが、まわりの筋肉や腱はまだ十分に機能していません。この機能を取り戻すためには、今後もリハビリや施術は欠かせないと考えます」

保存療法⬇手術

保存療法を続けてきたが、将来への不安から、両側の人工股関節置換術を決断

西村千秋（仮名　57歳、女性、千葉県在住）

西村千秋さんは40代後半になって、足の開きが悪く、股関節が痛いと感じるようになりました。しかし、それが病気だとは思わず、3年ほど様子を見ていましたが、良くなる様子はみられません。近所の整形外科で「これは変形性股関節症という進行性の病気です」と言われ、初めて病気のことを知りました。両側の変形性股関節症でした。ただ、まだ手術の段階ではないとの診断だったため、月1回、2年間ほど通院しました。しかし受診しても、毎回鎮痛剤が処方されるだけでした。

手術は避けたかったので、X線写真を持って整体院や鍼灸院、カイロプクティックなどを次々と回りましたが、症状は一向に改善されません。

「いつまで、今の状態を維持できるのだろうか。この先、私はどうなるのだろうか」と思い、インターネットで調べた結果たどり着いたのは、保存療法を実践している山梨の

病院でした。そこで、手術をせず、保存療法で頑張るのであれば、徹底的にリハビリテーションをしてはどうかと勧められ、定期的な通院が始まりました。担当医師からは、西村さんが望んでいた「手術しなくても大丈夫」とのお墨付きをもらいました。

保存療法を続けた結果、ある程度の改善は見られました。しかし、「進行性の病気なので、全体としては徐々に悪くなっていくのが分かりました。何かにつかまらないと座れないし、いったん座ると立てないようになって来ました。このままでは、自分自身のこともできなくなるのではないかと、強い不安を感じました」

西村さんは、長男と自分が相次いでけがをしたのを契機に、自ら進んで手術の決断をしました。病院では、両脚の脚長差(きゃくちょうさ)が無いので、両側同時の手術が可能との診断を受けました。一般に、手術した側の脚は長くなるので、脚長差が無いということは、同時手術の必要条件になるのです。

「両側を同時に手術することについて、不安やちゅうちょがなかったわけではありません。でも、間を3カ月空けようが、半年空けようが、最終的に両側を手術しなければならないのであれば、一気にしてしまった方がいいと思いました」

手術を迷う患者の心には、再置換手術への不安が少なからずあると聞きます。手術する時期が早過ぎると、齢をとってから再手術が必要になるのではないかとの恐れから、手術を先延ばしにするケースも多いようです。

「ぎりぎりの年齢になるまで、手術を待とうと考える方もいるでしょう。でも、仮に70歳で決断したとして、そのとき体が手術に耐えうる状態かどうかは分かりません。手術が不可能ということであれば、その後の人生設計が変わってしまいます。必要以上に先延ばしする必要はないのではないでしょうか。もちろん私も再手術は避けたいし、そのために、リハビリや運動、食事などの健康管理を心がけ、ほかの病気にならないように気をつけています。人工股関節を守るということは、ひいては自分の健康全体を見ることにつながっていくと思うのです」

手術を無事に終えた後、西村さんは山梨のリハビリテーション専門病院へ転院しました。そこを2カ月で退院したあと、さらに体のメンテナンスを続けるために、作業療法士の山田稔氏のリハビリスタジオで、定期的な施術を受けることにしました。

手術と術後リハビリテーションが効を奏して、今では西村さんは、階段の昇降や杖無し歩行が無理なくできるようになりました。立ち座りや、靴下の着脱、それに足の爪切りといった日常生活の範囲も広がって来ました。生活の質は、以前とは大違いだと言います。

手術

50歳代で変形性股関節症と診断。曲折の末、両側の人工股関節置換術と片側の人工膝関節置換術を受け、順調に社会復帰

山田恵美（仮名　75歳、女性、神奈川県在住）

山田恵美さんは55歳のとき、近所の整形外科クリニックで変形性股関節症と診断されました。その際、60歳になったら人工股関節置換術を受けるよう勧められました。それから5年間クリニックに通院しましたが、鎮痛剤の処方と電気治療のみで、保存療法はまったく行われません。長年通っていたクリニックへの通院をやめたのは、何の治療もなされないことへの不満が頂点に達したためだと言います。代わりに、整骨院や鍼治療に通うようになりましたが、整体師から「鎮痛剤をあまり長く飲んでいると、肝臓や腎臓を悪くする」と聞かされ、5年間飲んでいた鎮痛剤も中止しました。

60歳になった頃、股関節の症状はかなり進行しており、強い痛みとともに、歩くときは足を引きずるまでになっていました。検査のため昭和大学藤が丘病院を受診すると、左右の脚に数㎝の脚長差があることを指摘され、人工股関節置換術とその前後のリハビリテーションについて説明を受けました。入院期間は3カ月、その後の3カ月は車椅子生活をしながら、リハビリテーションが必要になるとのことでした。

当時、山田さんは飲食店を経営していて、6カ月も休むわけにはいかないため、手術は諦めることにしました。

しかし、激しい痛みは治まりません。痛みに耐えきれず、お店で泣き崩れたこともありました。

さらに数年が経過し、山田さんは67歳になっていました。

知人の紹介で、住まいに近い広瀬整形外科リウマチ科を受診しました。初診時に、院長の広瀬氏に、それまでの経緯や、すぐには手術を受けられない事情などを話したところ、本格的に保存療法を始めてはどうかと助言されました。医師と理学療法士のサポートを受けながら、保存療法は6年ほど続きました。

その間、山田さんは膀胱がんの手術、ご主人との死別といった苦難を乗り越えながら、ご主人と始めた店をひとりで切り盛りしていましたが、それも難しくなり、閉店を決意しました。

当時の記録を見ると、右側だけでなく、左側の股関節の変形もかなり進んでいました。手術の決断をしたとき、山田さんは73歳になっていました。

広瀬氏から昭和大学横浜市北部病院を紹介された山田さんは、間もなく整形外科医の前田昭彦氏によって、両側の人工股関節置換術を受けました。

退院後、広瀬整形外科リウマチ科に戻って、術後リハビリテーションを続けました。術前に十分な保存療法を行なった上で手術に臨み、さらに術後リハビリテーションにスムーズに移行できたことで、股関節の痛みは劇的に改善し、歩行機能も順調に回復しました。

しかし、山田さんの病気との闘いは、これで終わりとはなりませんでした。手術から1年後、突然手が腫れ始め、手や肩に激しい痛みを覚えるようになったのです。痛みは膝にも現れました。検査で関節リウマチと診断され、抗リウマチ薬を処方されました。

薬の効果で、数ヵ月後に検査値は正常値近くにまで回復しましたが、再び広瀬氏から連絡がありました。

「リウマチ以外で、心配のある数値が出ている」とのことです。再び昭和大学藤が丘病院を受診すると、すぐに入院する必要があると言われました。抗リウマチ薬の副作用で、間質性肺炎を併発していたのです。しかしこの難局も、副腎皮質ホルモン剤（ステロイド）による治療が効果をあげ、回復できました。

ところがその後、左の膝関節がひどく痛み始めました。変形性膝関節症です。長年にわたって右側の股関節をかばってきたのが影響して、左の膝関節の変形が進んでいたのです。山田さんは、直ちに膝関節の手術を勧められましたが、一連の治療がある程度落ち着くのを待ったあとに、再び前田氏の執刀で、左人工膝関節置換術を受けたのです。

「次々と病気が重なり、複数の医療機関のお世話になったわけですが、そのつどクリニックと病院の先生方が、きめ細かく連携して、治療にあたってくださいました」

山田さんは、この地域の進んだ病診連携の恩恵を受けることができたことと、信頼できる病院やクリニックの医療者と出会えたことに、深く感謝していると言います。

「千葉に住んでいる娘がひとり暮らしの私を心配して『うちに来る？』と言ってくれるのですが、私を温かく見守ってくださっているお医者さんが近くにいるこの場所を離れたくないからと、断っています。長年患ってきた病気から解放されて、今は楽しく毎日を過ごしています」

山田さんは、今でも自分なりのリハビリテーションを続けています。最近は、ヨガも始めました。股関節と膝関節は、ともに順調に回復してきています。

第5章　運動と日常生活へのアドバイス

理学療法士　東保潤の介／理学療法士　豊田裕司／理学療法士　唐澤幹男／
作業療法士　山田　稔／理学療法士　永井　聡／理学療法士　湯田健二／
理学療法士　関田惇也／理学療法士　岩村元気
（執筆順）

理学療法士や作業療法士は、リハビリテーションを通じて、患者の悩みや疑問に接する機会が多いため、変形性股関節症の治療にとって重要な、共通した話題に直面すると言います。

第5章では、8人の専門家に、患者が耳にする機会の少ない大切なテーマを選び、アドバイスしてもらいます。

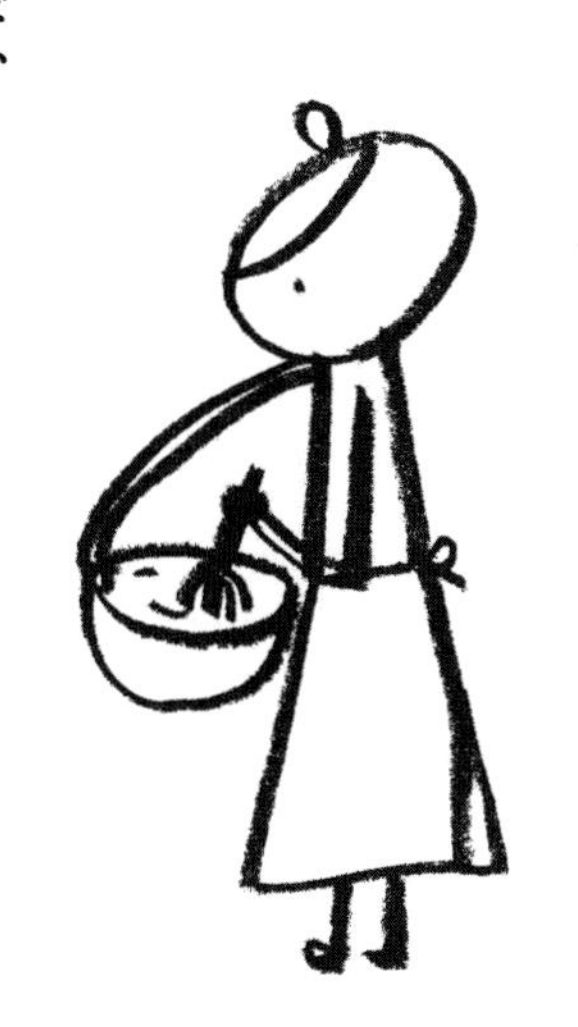

股関節から見た 良い運動 悪い運動とは

理学療法士　東保潤の介

次の表は、アメリカの医学雑誌に掲載された、変形性股関節症患者のための〝スポーツ分類〟です。

スポーツ文化や医療事情の違いなどから、おやっと思われる種目や、日本ではあまり一般的ではない種目も見受けられますが、このスポーツはどうして良いのだろう、このスポーツはなぜダメなのだろうと考えながら見ると、なかなか興味深い分類になっています。

表1　変形性股関節症患者のためのスポーツ分類

許可されるスポーツ
社交ダンス・ゴルフ・水泳・カヌー・ウォーキング・ボウリング・自転車・ハイキング・早歩き・エアロバイク
経験があれば許可されるスポーツ
乗馬・クロスカントリースキー・アイススケート・ローラースケート・スキー（滑降）・ダブルステニス・ウェイトリフティング・ウェイトマシン
推奨できないスポーツ
ジョギング・バスケットボール・サッカー・フットボール

出典：The journal of bone & joint surgery (JBJS) 2008 年

ひとくくりに変形性股関節症といっても、その原因や変形の度合い、痛みや筋力の程度、関節の可動性、股関節の症状に関連したほかの部位（膝、足、腰）の状態などは人によってさまざまで、現れてくる症状や歩行・日常生活動作などへの影響もさまざまです。

スポーツなんてとんでもない、とても考えられないという人も多いと思いますが、この表の種目の分類の理由を考えてみると、股関節にとって何が安全で何が危ないかが分かってきます。スポーツをやる、やらないには関係なく、種目分類の理由が分かれば、股関節そのものを維持管理するための原理原則が見えてきます。これが理解できれば、自分自身で股関節管理の判断ができるようになります。もっとも、この分類はあくまでも股関節にとって影響が大きいか少ないかであって、運動負荷が大きいかどうか、運動がハードであるかどうかではないことを理解しておいてください。

われわれは地球上で暮らしている以上、常に地球の重力の影響を受けています。陸上での動作は、重力に抗してどう体を支え、どう動かすかで成り立っています。移動動作においても、それを一手に引き受けているのが股関節です。何でもないように感じる一歩一歩であっても、股関節はその都度体重の3倍以上の負荷を担って頑張っています。ですから、いったん股関節が傷むと、その一歩一歩が辛く大変になります。杖をつけば、理論上は股関節にかかる負担を40%ぐらい軽減できると言われています。痛いときに杖をつけば楽に歩けるようになるのは、そのためです。

股関節にかかる負担や影響を判断するときは、まず体重を体のどこで受けているかを考えます。自転車やエアロバイクはサドルとハンドルで、乗馬は鞍で、水泳は水の浮力により体全体で、カヌーは座った姿勢のため骨盤で、それぞれ体重を受けています。つまりこれらは股関節では体重を支えていないので、乗馬以外は〝許可されるスポーツ〟に分類されています。乗馬は、落馬などのリスクを伴うため、経験が無い場合は許可されないと思われます。

表に取り上げられたほかのスポーツは、すべて股関節で体重を受けます。ではスキーやアイススケートとジョギングとの違いは何でしょうか。それは、一歩ごとの着地の際の衝撃の違いです。ジョギングでは、一瞬空中に浮いてから足を着地させて体重を乗せていきます。スキーやアイススケートでは、滑らせて体重の移動を行ないますから、着地の衝撃はごく少ないと言えます。着地の際の衝撃の繰り返しで、股関節にとっての負担は大きくなることが伺えます。バスケットボールなどの球技系では、走る衝撃に加えて、相手との接触や急激なストップアンドゴー、ターンなどが、股関節にとっての過酷な負担となります。

ウェイトリフティングやウェイトマシーンは負担が大きそうに感じますが、体の移動はなく静止した状態で行ないますので、重量負担は大きくても、球技系に比べると股関節にとっては安全性が高いと言えます。体重を支えて動く動作であっても、ウォーキングやハイキングのように、脚を前後に決まったパターンで動かす動作の場合は、股関節への影響が少なく許可されています。しかし歩く時間や距離には当然限界があり、その見極めは大切です。ボウリングも、球の重さの負担は歩行時よりもかかりますが、脚の運びに関しては安全ということだろうと思います。こうした原理原則から考えると、社交ダンスやゴルフなどは、〝経験があれば許可されるスポーツ〟として分類される方が、むしろ妥当なように思えます。

保存療法中の方も、人工関節置換術後の方も、股関節の機能を良好に維持していくためには、股関節そのものの作りや働き、自分自身の股関節をはじめ膝や腰など関連する部位の状態を理解し、把握しておく必要があります。いつも痛みを感じる箇所は、解剖学的にはどこだろう？　何という筋肉か？　どういう働きをする筋肉なのか？　股関節には体重の3倍もの負担がかかるというけれど、それはなぜか？　など、基本的な知識と原理原則の理解があれば、より具体的にイメージでき、自ら判断し、対応するときに役立ちます。

保存療法中の方は、この先も今の状態を維持できるように、また手術した方は再手術にならないように、自分の股関節を維持管理する根本は股関節への不要な負担をなるべく軽減する点にあることを、しっかり理解しておいてください。

人はそれぞれ股関節の能力や生活状況が異なりますから、自分に見合った範囲内で、股関節にかかる負担を軽減する努力と工夫がもっとも大切です。

日常生活動作とスポーツでは、股関節にかかる負担は全然違います。スポーツをしたいと希望する方は、自分の股関節の能力と体力を見極め、それに見合った筋力トレーニングなどの準備と事後のケア（マッサージやストレッチ、休養など）の実施計画をぜひ立ててください。

許可されているスポーツの中でお勧めなのは、水泳と一定の歩数内でのウォーキングです。特に水泳は、重力負荷の影響を受けずに全身運動ができ、心肺機能の向上や水の抵抗を利用した上下肢の筋力向上が図れます。股関節にとっては、最も安全で最適なスポーツです。

股関節は、人の動作や歩行の要です。毎日を不快な症状なく過ごし、長く股関節の機能を維持していくために、自分の股関節の能力に応じた生活スタイルや、ケア方法を見つけていっていただきたいと願います。

尿失禁の悩みから解放されたい

理学療法士　豊田裕司

1. 尿失禁症状について

変形性股関節症と尿失禁には関係があることをご存じでしょうか。患者の方に、日常生活で困っていることを聞くと、痛みや股関節の可動域が狭くなることで、靴下の着脱や歩行困難といった日常生活動作に関することがらが多く、尿失禁で困っていると答える方はまずいません。しかし、尿失禁症状が変形性股関節症と関係あることを伝えると、驚きとともに「ホッとしました」と答える方が少なくありません。尿失禁という症状自体がデリケートな問題であるため、患者は誰かに相談することもほとんどなく、医療者側も把握することが難しいのが実情です。

しかしこれは、日常生活を送る際の生活の質（Quality of Life）に関わる問題ですから、ぜひ担当の療法士や医師に伝え、共に解決への努力をすることが大切です。

尿失禁とは、自分の意志に関係なく尿が漏れてしまうこととされています。尿失禁は、肛門・尿道括約筋（にょうどうかつやくきん）に代表される骨盤底筋群の機能が低下し、膀胱（ぼうこう）に尿をためておくことが困難な状態であることなど、症状によって何種類かに分類されています。

咳（せき）やくしゃみをしたときなど、腹部に力が入ることで尿失禁を起こす腹圧性尿失禁や、急な尿意をがまんできずに尿漏れを起こしてしまう切迫性尿失禁、そしてこれら両方の症状を併せ持つ混合性尿失禁があります。それ以外にも、排尿したくても出すことができず、絶えず尿が漏れてしまう溢（いっ）流性尿失禁（りゅうせいにょうしっきん）や、身体機能が低下したことで移動能力に障害が起き、トイレまで間に合わない機能性尿失禁があります。

これらの症状のうち、運動療法によって症状の改善が期待できるのは、腹圧性尿失禁や切迫性尿失禁、混合性尿失禁と報告されています。

2. 尿失禁症状のある変形性股関節症患者の割合

40歳以上の一般女性では、約30～40％の方が尿失禁症状で悩んでいるとの報告があります。では、変形性股関節症患者の場合はどうでしょうか。

私たちが２０１８～２０１９年にかけて、40～70代の患者79人を対象に調査したところ、手術（片側）前の変形性股関節症患者の約60%が尿失禁症状を持ち、一般女性に比べて高い割合で尿失禁に悩んでいることが分かりました。また、股関節の状態の悪化を自覚した以降に、尿失禁症状が出現してきたと答える方が多くいました。

では、人工股関節置換術を受けたあとはどうでしょうか。別の医療機関が調査した結果によると、手術前に尿失禁症状を持っていた方の約40%が、手術2週間後には、症状は改善したと答えています。さらに手術3ヵ月後の調査では、76%が症状の改善を答えています。なぜ、手術によって尿失禁症状が改善されたのでしょうか。それは排尿に、股関節の筋肉が関係しているためだと考えられます。

股関節周りの深い場所に、外旋六筋（がいせんろっきん）と呼ばれる、比較的小さな筋肉が6つ集まった部分があります【図5参照】。この外旋六筋のうちのひとつが、尿道を閉める筋肉とつながっているため、股関節の異常が尿失禁に影響するものと思われます。

変形性股関節症の患者は、股関節の可動域が狭まる傾向にあり、股関節の筋肉は伸び縮みしづらくなっています。それが人工股関節置換術によって、可動域が改善し、適切

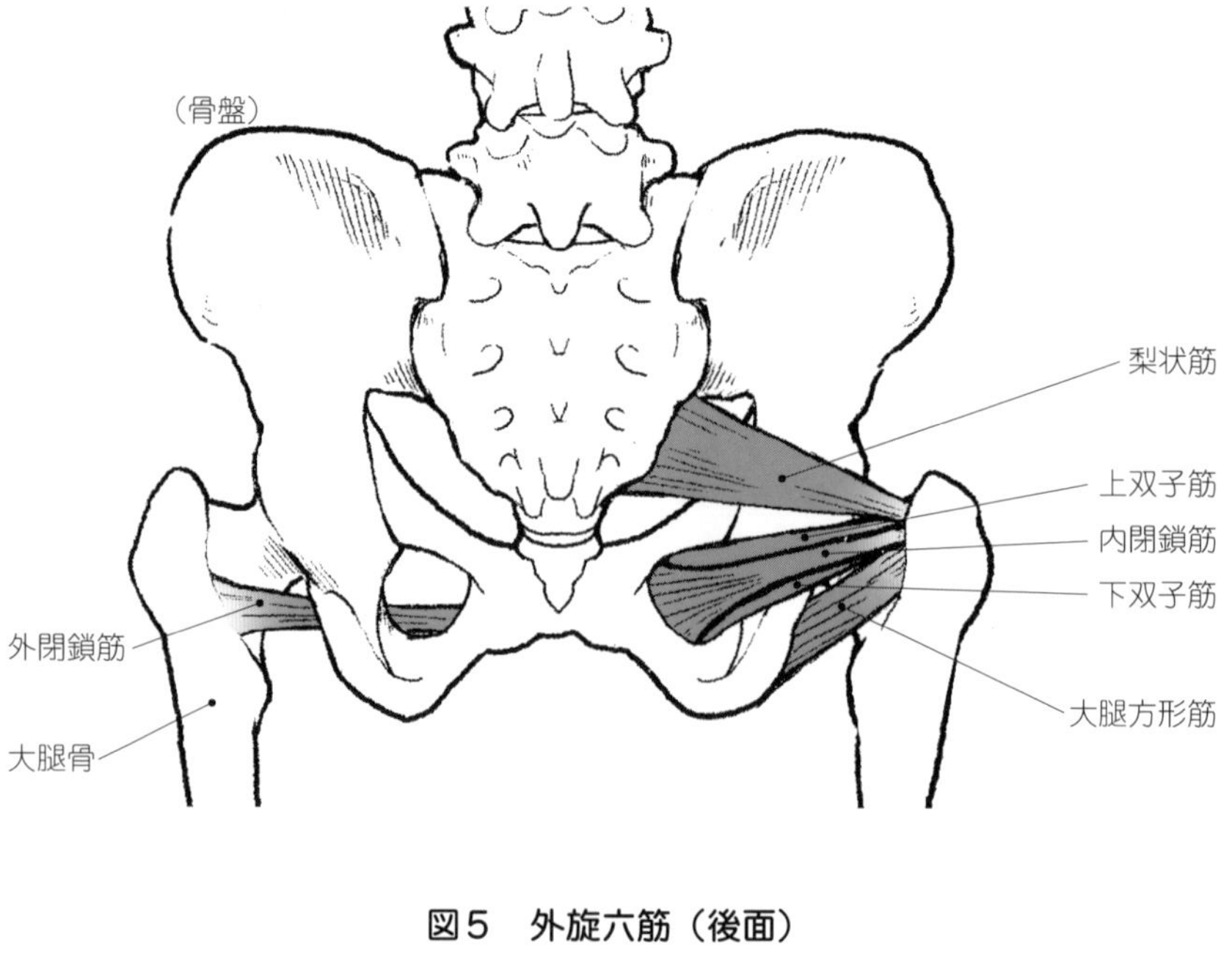

図5　外旋六筋（後面）

な筋の緊張が得られるようになります。そして筋肉が伸び縮みしやすくなるため、尿失禁症状が改善されるのではないかと考えられています。

3．尿失禁症状を改善させる運動

尿道の閉鎖は、筋や靭帯などの組織によってもコントロールされています。すでにお話したように、尿道を閉める筋肉と、股関節の深層にある筋肉とはつながりを持っています。股関節の筋肉量が低下し、萎縮しやすくなっている変形性股関節症の方は、尿失禁症状を改善するために、この部分の筋肉の運動療法を行なうことが必要です。また、骨盤底筋群の運動療法も効果的とされています。

骨盤底筋群とは、肛門挙筋や肛門・尿道括約筋など、骨盤の下部に位置する筋肉群の総称です【図6参照】。

骨盤底筋群の運動療法にはさまざまな方法がありますが、ここでは3種類の運動療法を紹介しておきたいと思います【図7参照】。ただし、運動時に強い痛みや違和感を覚えた場合には、直ちに運動を中止してください。

股関節機能を改善させることで、尿失禁症状を軽減させ

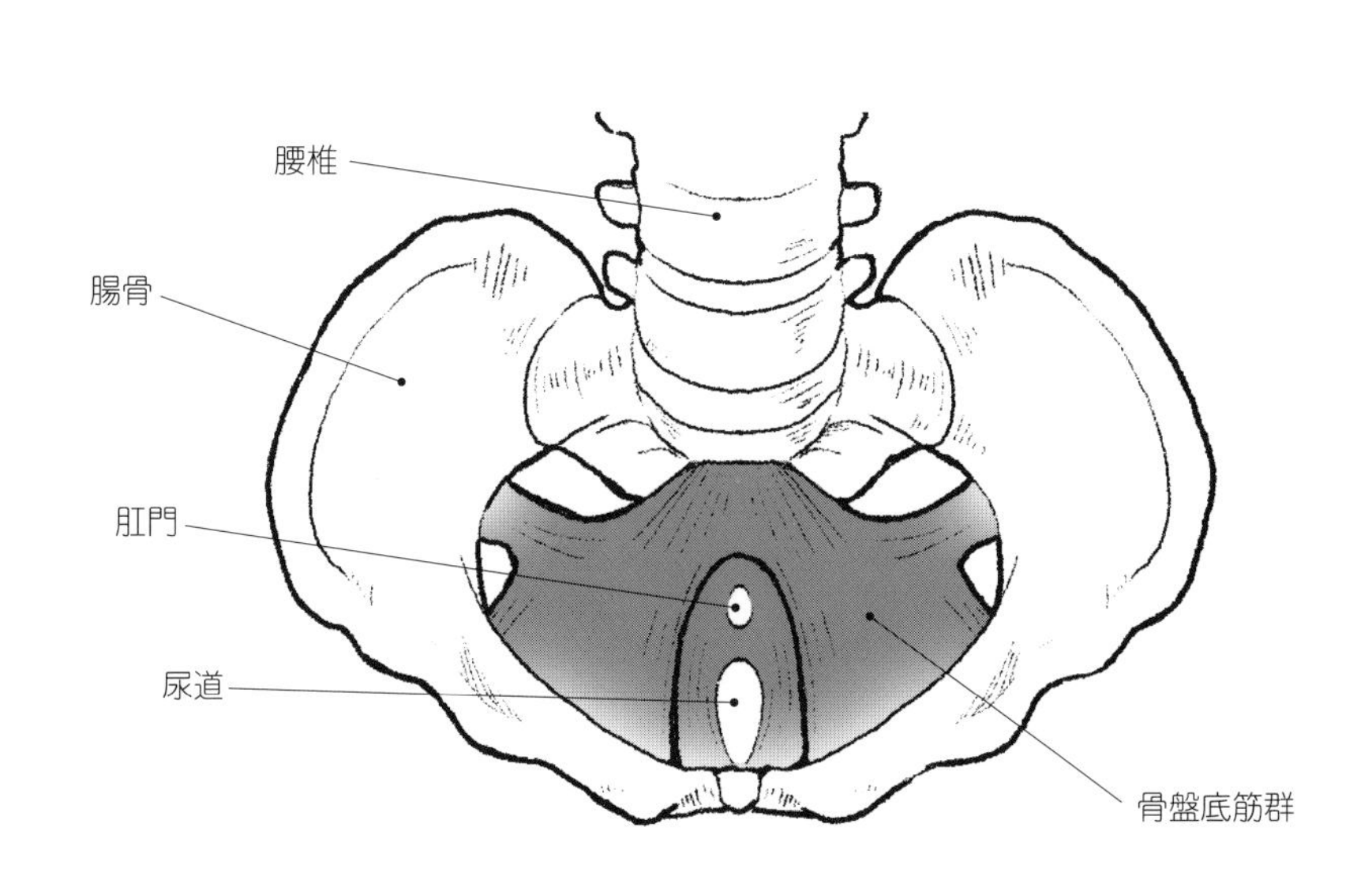

図6　骨盤底筋群（前面）

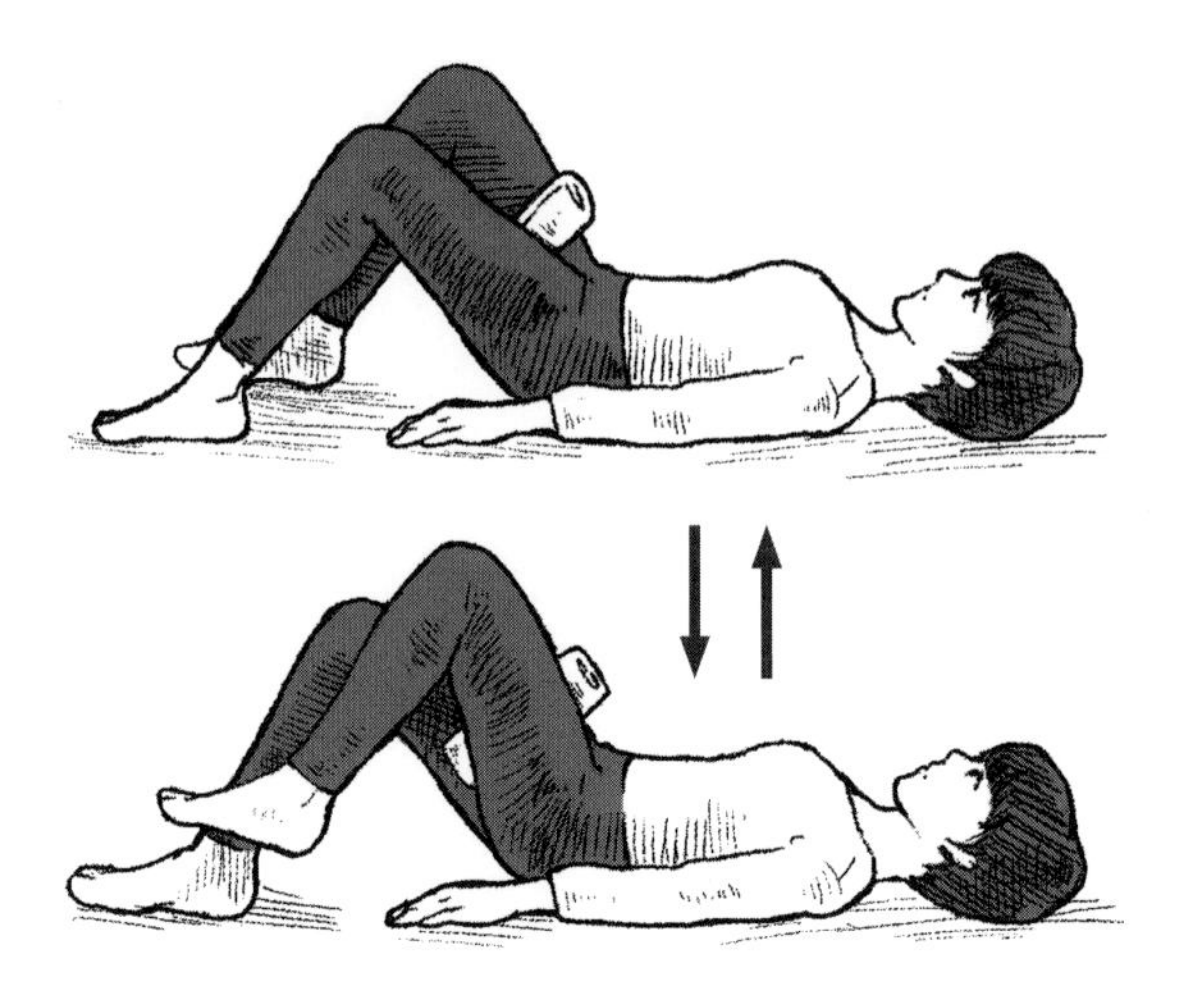

（上）仰向けに寝てタオルを股に挟みながら足踏みする
太ももとタオルが触れている部分だけでタオルを挟み、足踏みを繰り返す。

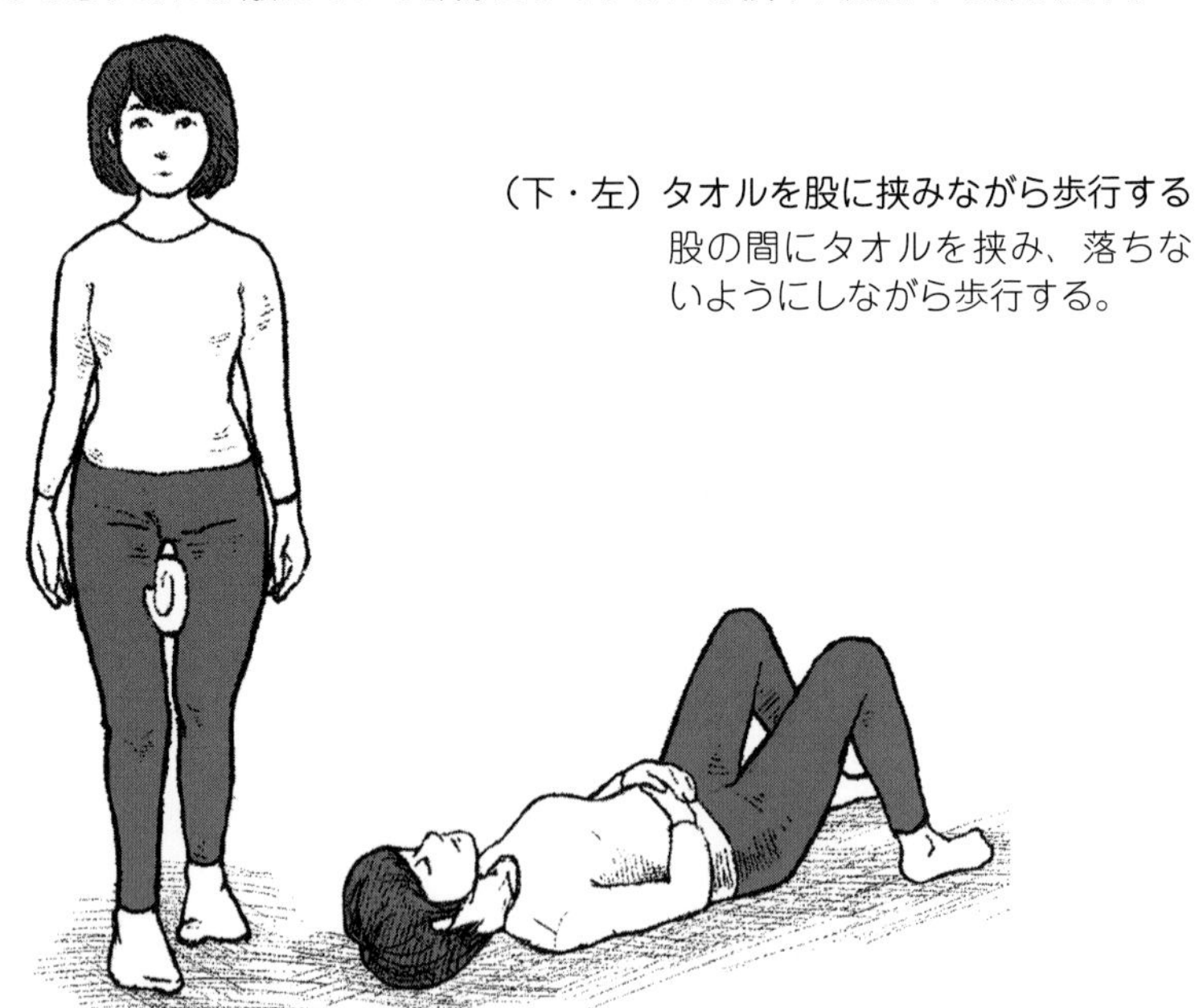

（下・左）タオルを股に挟みながら歩行する
股の間にタオルを挟み、落ちないようにしながら歩行する。

（下・右）仰向けに寝て尿道・肛門を引き締める
両脚を肩幅ぐらいに開き、両膝を立てる。次に、尿道・膣・肛門を強く締めたり緩めたりを２、３回繰り返す。さらに、強く締めた状態を３秒間維持した後、ゆっくりと締めることを３回繰り返す。締める時間は徐々に延ばしていく。

図７　骨盤底筋群を強化する運動

ることが可能です。そのための運動は自分でできますが、正しい方法を身につけるためには、まず理学療法士などによって、適切に筋肉が働いているかどうかを確認したうえで行なうことをお勧めします。

なお尿失禁症状の要因には、今回述べたこと以外に、出産回数や婦人科・泌尿器疾患の有無、肥満、加齢、脳機能の状態なども考えられるため、運動療法の結果には個人差があることも理解していただきたいと思います。

履物とインソールにもっと注意を向けて

理学療法士　唐澤幹男

股関節の変形や筋肉機能の破綻によって、股関節のコントロールがうまくできない方の場合、それを補うものとして、足関節の機能が、歩行や日常生活において重要な意味を持ってきます。すなわち、歩行動作において、股関節が十分に動かない分を、足関節がサポートをしてくれるからです。その足関節の機能を維持、向上させるために、足関節の運動やストレッチと並んで重要なのが、履物とインソールです。運動やストレッチの効果が出るまでにはそれなりの時間がかかりますが、履物とインソールはすぐにでも状況を変えることができ、効果を直ちに実感できます。

履物とインソールを選ぶ際のポイントは、足がグラつかないこと、足にかかる衝撃をしっかりと吸収してくれること、そして足の機能を十分働かせる状態になっていることです。

そのためのチェックポイントは、次の4項目です。

1. 靴ひもやチャックがありますか?

歩くときに靴の中で足が動いてしまうと、足元がグラつき、股関節に余計な負荷やストレスが加わります。その結果、股関節周辺の筋肉が硬くなり、痛みが増したり、骨の変形が進んだりする可能性があります。ですから、靴ひもやチャックが足関節をしっかりホールドし、固定していることが大切なのです。

変形性股関節症の方の場合、股関節の屈曲可動域が制限されることが多く、靴に手が届きにくいことがしばしばです。そこで、脱ぎ履きをしやすくするために靴ひもをゆるくしたままだったり、大きめの靴を履いている方をよく見かけます。しかし靴がゆるゆるでは、足関節がちゃんと機能しない分だけ股関節に負担がかかります。できるだけ靴ひもやチャックがついている靴を履き、足関節をしっかりと安定させましょう。どうしても股関節が曲がりにくく、靴ひもやチャックが面倒という方には、最近はゴム製の伸びる靴ひもも販売されています。伸びる靴ひもは脱ぎ履きをしやすくし、しっかりとホールドもされるためお勧めです。

2．かかとがしっかりホールドされていますか？

靴のかかとの周囲部分（底部ではない）は、硬い素材でできていることが大切です。そうでないと、かかとが着地したときの衝撃が股関節に直接伝わってしまいます。変形性股関節症では、かかとがしっかりホールドされている靴を選ぶことが大切です。また靴のかかとを潰して歩くと全く効果がなくなるので、かかとを踏むのは絶対にやめてください。

3．衝撃吸収機能やアーチサポートがありますか？

ぺったんこの靴やヒールの高い靴、それにサンダルは、歩くときの衝撃を吸収してくれません。正しく歩くためには、スポーツシューズやウォーキングシューズのようなクッション性の高い靴を選んでください。股関節への衝撃を和らげてくれます。ひとの足にはアーチがあり、アーチ自体に衝撃吸収の機能があります。しかし長時間立ったままでいたり、歩き続けたりすると、アーチがどうしてもつぶれてきます。アーチが正しく保たれていることで、足自体の衝撃吸収機能も保たれますので、アーチサポートのある靴を選びましょう。

4．股関節や足関節をサポートするために、フルオーダーのインソールを使っていますか？

インソールというと、靴の内側のアーチを単に支えるものと考えてはいないでしょうか。インソールには万人向けに作られた市販のものや、ある程度足の形に合わせたセミオーダーのもの、さらには歩き方の癖などに合わせ、痛みの出ないように調整されたフルオーダーのインソールがあります。変形性股関節症の方には、特にフルオーダーのインソールをお勧めします。その理由は、変形性股関節症と一口に言っても、体の大きさや動きなどはひとりひとり違っていて、足の形や機能も全く異なるからです。

インソールは痛みのある側だけでなく、両側作る必要があります。よく痛みのある側だけでいいのではないかと考える方がいますが、元気な側の足が十分に使えることで、痛みのある側の足をフォローすることができます。このため変形性股関節症の場合、左右で違う形のインソールになることが多いのです。

フルオーダーのインソールを作製する場合は、何度も歩行してもらい、その方に固有の癖や要修正点を詳細に観察し、必要な厚みや誘導方向を決めていきます。理想的な歩行姿勢に近づけるためには、厳密な歩行観察と微妙なインソール調整を繰り返す必要があります。

この疾患の場合、特に外側へ股関節がずれることと、ひねりの力が加わることが多いため、インソールは外側とひねりのストレスを減らすことが大切になります。しかし患者ごとに、体や足の構造と機能は異なるため、そのストレスのかかり方も同じではなく、人によって外側へのストレスが強い方もいれば、ひねりのストレスが強い方もいます。

インソールの素材も患者さんごとに違ってきます。適度なスポーツをしたいのか、もっと歩きたいのかといった目的別や、体重による負担はどれくらいあるのか、筋力はどれくらいあるのかなどの能力によっても大きく変わります。静的に足の形だけでインソールを作るセミオーダーでは、微妙な細部を正確に反映させることができません。足は体の中で唯一地面と触れる部分であり、１㎜の厚みの違いだけでも、大きな変化となって現れます。ですから細かい調整が必要になるのです。

作製したインソールは、一定期間後に使用時の感想や変化を聞き、さらに調整を重ねる必要があります。こうしたことから、しっかり動きの変化を見極めることができる、専門の理学療法士に作製を依頼するのが望ましいと言えます。

さらに、室内履きにも気を使ってほしいと思います。外出時間よりも室内に長時間いる方の場合、特に室内履きへの注意が必要です。通常のスリッパは脱ぎ履きしやすいのですが、かかとがなく、アーチサポートがありません。底面も滑りやすい素材でできているため、転倒の危険性もあります。最も望ましいのは、しっかりした靴を室内でも履くことですが、日本の生活様式においては、室内で靴を履くという習慣は一般的でありません。そこでお勧めするのは、クロックスのような室内履きにインソールを入れる方法です。クロックスは脱ぎ履きもしやすく、かかともホールドでき、インソールも入れることができます。また底面が滑らないので、転倒のリスクが減ります。

私たちは常に足から重力を感じ、重力を利用して移動します。足を使わずに移動することはできません。外を歩くときも、室内を歩くときも、足元からの力をうまく利用することができれば、股関節にかかるストレスを減らすことができます。

患者の方からは、もっと健康に歩きたい、普通のひとと同じスピードで歩きたいという希望を耳にします。靴やインソールについて考えることで、そうした希望に近づくヒントとなれば幸いです。

こころのケアがもたらす効果を大切に

作業療法士　**山田　稔**

変形性股関節症の方の問題は、痛みと、関節の可動域が狭くなってしまうことにあります。歩行をはじめ日常生活のあらゆる場面で、「動きづらい」、あるいは「痛くなりそうで動くのが怖い」などの状況に直面することが多くなります。

保存療法を選択された方はもとより、手術前の方や、人工股関節置換後も思ったほど関節可動域が広がらない方、痛みが残っている方も、ベッドで、台所で、風呂場で、そして下着をつけるときなど、「もっと楽に動けたらいいのに」と思わないときはないでしょう。

ひとはストレスに弱いものです。日常生活で思うように動けないと、それが精神的なストレスとなり、心の余裕が失われます。さらに、自分に対する自信を無くすることさえあります。すると、本来の痛み以上に、苦痛は増してきます。

変形性股関節症とうまく付き合っていくためには、「治す」という医療的手段だけでなく、日常生活のちょっとした工夫で、心の持ち様を変えることも重要です。

1．心地良い睡眠の工夫の効果

当たり前のことですが、夜ぐっすり眠れると、何とも気持ちの良いものです。しかし股関節に痛みを抱える方の中には、「夜、安眠できない」と訴える方が少なくありません。原因は痛み自体にもありますが、それ以上に、「なぜこんなに痛むの？」と、答えの出ない自問自答を繰り返す結果、目がさえてしまうことにもあります。

夜間痛の原因は、大きく2つに分けられます。一つは炎症による痛み。もう一つは、関節の硬さが原因で脚が降ろしにくくなる結果、身体に余計な力みが生じ、この力みがさらに筋肉を硬くするために起こる痛みです。

まず炎症ですが、長く歩き過ぎたときや、軟骨にストレスが加わって変形が進行し始めた状態で、関節を思わぬ方向に動かしてしまったときなどに、多く起こります。焼け付くような強烈な痛みから、ズキズキとうずくような痛みまでさまざまです。

炎症性の痛みは、2週間ほどで自然と消える場合が多いようです。痛みが続く間は、できるだけ痛みを感じづらい姿勢を探し出し、その姿勢での睡眠を心がけると良いでしょう。ある夜、不思議と痛みを感じないで眠りにつけるときがやってくるものです。自分の経験では、身体をやや斜めにして、膝を軽く曲げてみると、楽な位置が探せるような気がします。

関節の硬さからくる痛みの多くは、腸腰筋の短縮が原因で、仰向けになったときに脚が上手く降ろせない（股関節がまっすぐにならない）ことで起こります。腸腰筋というのは、腰椎と大腿骨を結ぶ筋肉のことで、股関節を曲げたり、腰椎のS字形を維持する働きがあります。

脚をまっすぐに降ろせないと、脳や体が無理にでも脚を降ろそうとして、体の各部を強引に使うことになります。その結果、肩甲骨の下辺りの背骨が反り返ってねじれ、脚がガニ股に近い状態になります。膝は曲がり、ただでさえまっすぐにならない股関節は、さらに屈曲の度合いを強くします。

こうして、お尻の外側や膝の周囲、ふくらはぎの筋肉などが過剰に引っ張られることになり、痛みが強まります。また、ふくらはぎの緊張から、頻繁に足がつるようにもなります。

こうしたさまざまな痛みを和らげるには、膝を少し曲げて眠ることで、お勧めは抱き枕です。抱き枕を使って横向きになり、痛みの少ない姿勢や脚の位置を探し出してみてください。痛みの少ない姿勢を見つけ出せたことで、こころ穏やかに夜を迎え、十分な休養をとることができるはずです。

2. 楽に動くための工夫の効果

日常生活動作には大きく分けて、①身辺動作と　②家事動作があります。

変形性股関節症は、女性に多く発症することが知られています。多くの女性の場合、自分自身の体の管理が上手くできないこと以外に、家庭などでの役割が思うように果たせず、家族に多くのことを依存せざるを得ないなどの理由から、身体的な辛さと心理的な負い目の両方を持つ場合が少なくありません。

まず身辺動作ですが、下着を付けたり、足の爪を切ったり、浴槽に入ったりという、股関節をたくさん曲げなければならない動作が、いちばんの悩みの種です。多くの方は、体の一部に手を届かせようとするとき、座って上半身を起こし脚を投げ出した状態（長座位）で股関節を内旋させたり、ベッドや台に腰掛けて体をねじるなどの工夫をしているようです。

この動作を、さらに滑らかにするための工夫として、〝腰から動く〟ことを体に覚えさせてみてはどうでしょうか。長座位から、手指を足先近くまで届かせようとするとき、お尻の底部（椅子に座ったとき、座面に接して体を支える部分）に体重をかけながら手を伸ばすと、〝腰から動く〟ようになるため、思った以上に手が遠くまで届くようになります。

浴槽に入る際には、バスボードという蓋のような形をした介護用品を利用するのも、一つの方法です。このボードを使って、浴槽の上に腰をしっかりと付けて座り、横に移動しながらゆっくりと足を入れるなどの工夫をしてみてはどうでしょうか。

家事動作においては、できだけしゃがまずに作業するための工夫をお勧めします。

例えば、キッチンワゴンを利用すると、配膳などが比較的楽にできるほか、洗濯かごを干場まで運ぶ際に利用すると、しゃがまずに洗濯物を扱うことができます。キッチンの食器や鍋なども、手の届く限りできるだけ高い位置に置くと、股関節への負担が少なくて済みます。調理時には、カウンターチェアのような高い椅子にお尻を乗せ、チェアに頼りながら長時間の立ち作業をする方もいます。

　掃除は、掃除機を使って移動しながら行なうのが基本でしょうが、時には床に座り込んで行なうのも良いかもしれません。そのときは、しゃがむのではなく、いったん膝をついてから正座することをお勧めします。正座の際には脚の間にクッションを挟んだり、立ち上がる際には椅子やテーブルにつかまって、手にも頼りながら行なうと、股関節に過度の負担をかけずにすみます。

　ただし、このような工夫によって、「何でも積極的にやりましょう」と言っているわけでは決してありません。

　私たちは、ひとの役に立っていると自覚できることで、自尊心が沸き起こるとされています。できる範囲のことを実行することで、ひいてはパートナーなどに「これは自分でできるが、これは難しい」と客観的に伝えることが可能となり、自信にもつながってくると思われます。

　次にお話しする性生活上の課題なども含め、医療者には「今、自分にはどの程度の動作能力があり、股関節にできるだけストレスをかけずに、どのような行動や生活が可能なのか」を確かめてみるのも、一つの方法です。

　特に、作業療法士は「作業活動」のプロです。現在、作業療法士に担当してもらっていない方でも、医師や理学療法士などを通じて依頼することが可能です。

３．性生活の工夫の効果

　先天性股関節脱臼の方は、成人した後、変形性股関節症を発症することが少なくありません。そうした方の中には、結婚、セックス、妊娠、出産などについて、悩みを持つ方がたくさんいます。

　特にセックスに関しては、体位によっては股関節にストレスを生じさせることもあるので、その解決策は、患者にとっても、医療者にとっても課題の一つです。

　股関節の開きが難しいと、相手の体に脚を絡ませること自体が難しくなります。ましてや向かい合う姿勢での正常位は、特に女性側の股関節をかなり開くことになるため、お勧めできません。

　男性が後方に位置する後背位ならば、股関節に無理の少ない体位であると考えられます。

　セックスは、最高の愛情表現であると言われます。股関節の悪化が心配、無理に動かすと痛む、怖いから行為に及ばないという選択や、相手に嫌われないよう無理をしてでも挑むという選択ではなく、お互いを大切な存在と再認識できるような自然体での性生活こそが重要ではないでしょうか。

日本の社会では、ひと昔前と比べるとかなり開放的になったとはいえ、セックスに関することを話したり相談したりすることには、抵抗を感じる方も多いことでしょう。海外では、変形性股関節症の方の体位について、学術的な研究も多くなされていますので、悩みや疑問を持つ方は、それらの情報にアクセスすることも有用と思われます。

また、レディスクリニックには、女性の医師や理学療法士がいることもあり、パートナーとのきずなを深めるためのアドバイスを、気軽に相談することもできます。

女性にとって、結婚、セックス、妊娠、出産、子育ては、人生における一大イベントです。パートナーから大切にされるためにも、二人そろって専門職の意見を聞いてみると、きずながさらに深まるのではないでしょうか。

出産については、フリースタイルの分娩法を導入している産科もあります。出産経験を持つ患者のひとりが、「分娩台に乗って、脚を開いていきむことが自分にできるかしらって、出産前には考えていたのだけど、実際は間際に破水しちゃって、分娩台に上がらないで、ベッドでそのまま出産しちゃったの。まあ、案ずるより産むがやすしね」と笑って話したことがあります。

はじめにも述べたように、変形性股関節症に関しては〝治す〟という視点だけでなく、「日常、うまく付き合って、実りの多い人生を謳歌する」視点も大切ではないかと考えます。

人生を、変形性股関節症に捧げるのではなく、自分なりのより良い生き方を探していかれるよう願っています。

骨や筋肉のために良い運動と栄養について

理学療法士　永井　聡

変形性股関節症を持つ方にとっては、体作りの基本となる運動と栄養について日頃から意識しておくことがたいへんに重要です。骨の強化、筋力の強化、体力の維持、さらには精神面の強化などを目指すために、食生活や運動などで工夫すべきいくつかの点を、改めて考えてみたいと思います。

1．女性に多い骨粗しょう症を知ることの大切さ

変形性股関節症が、圧倒的に女性に多いことは良く知られています。そしてこの病気を多く発症する年齢（閉経前後）を考えると、骨粗しょう症との関連が浮かび上がってきます。閉経後には、骨粗しょう症や、時には「いつの間にか骨折」と呼ばれる、転倒などのアクシデント無くして脊椎の圧迫骨折が起こることがあります。

骨粗しょう症の予防策として、食事と運動が大切であることはご存じのとおりです。ひとの体は何歳になっても、新しい骨を作るための骨代謝を行なっています。そのため、食事にはカルシウムやタンパク質が必要であり、加えて、カルシウムの吸収を助けるビタミンＤや骨の作成を助けるビタミンＫなども欠かせません。ここでは詳細は省きますが、ビタミンＤは魚やキノコ類、ビタミンＫは納豆や緑色野菜などからとることができます。骨を健康に保つための食事に気をつけて、バランス良い食生活を続けることが大切です。また食事と共に、運動や外出も欠かすことができません。外出して日に当たり、ビタミンＤの活性化とカルシウムの吸収を良くすることが不可欠です。まずは自分の生活習慣や食事について振り返り、運動不足や栄養素の偏りが無いかをチェックして、薬に頼る前にできることはしてみましょう。

骨粗しょう症の疑いのある方は、できるだけ早く医療機関を受診し、骨密度や血液、尿などの検査結果を基に、医師からひとりひとりに合った薬物療法などの指示を受けることが大切です。

2．ロコモーティブシンドローム（運動器不安定症）にならないように

変形性股関節症の方は、加齢によって起こる、ロコモーティブシンドローム（運動器不安定症）などに結び付かぬよう、注意を払わなければなりません。

現在、高齢者を対象に、転倒や骨折を予防するための活動が全国で行なわれています。各地の病院や地域自治体が健康体操教室を開き、ロコモ度テストや、ロコモ体操などを紹介していますので、一度参加してみるのも良いかもしれません。日本整形外科学会では、体力の低下が気になる高齢者のために、ロコトレとして簡単な片足立ちを30秒か

ら一分間行なうダイナミックフラミンゴ療法や、立位で膝の屈伸運動をゆっくり4～5秒で40㎝程度の高さを繰り返す、いわゆるスクワット運動を推奨しています。

またロコモ度テストとして、40㎝の台や20㎝の台から立ち上がれるか、大股の2歩幅を測定して身長の1・3倍まで歩幅があるかなど、一応ロコモーティブシンドロームにならない目標が設定されています。

こうしたことを踏まえて、自宅での運動としては、前述のようなダイナミックフラミンゴ様の片足立ちや、レッグランジ（フォワードランジ）と言われる前方への踏み込み運動、また両足での筋力強化としてはスクワット運動が推奨されています【図8参照】。

ただし、変形性股関節症の方は、股関節の状態を十分に考慮し、痛みを伴う動きは避けるようにしてください。ロコモ体操やロコモ度チェックは、日本整形外科学会のホームページで見ることが出来ます。

参考URL http://locomo-joa.jp/check/locotre/
https://locomo-joa.jp/assets/pdf/stand-up.pdf

3．サルコペニアやフレイルと言う言葉を聞いたことはありますか？

日頃から運動面での制約が多い変形性股関節症の方にとって、運動不足が続くと、筋力が低下するだけでなく、精神的な不安定さも増し、食欲の低下や食事量の減少を起こす結果、低栄養状態へとつながっていきます。この低栄養状態はさらなる筋肉量の低下を招き、運動量の減少へとつながる悪循環が繰り返されるようになります。

「サルコペニア」とは、加齢に伴う骨格・筋量・筋力の低下を示す疾患のことで、この状態は、さまざまな病気を誘発し、生命予後を悪化させるとされています。

「フレイル」という言葉は、サルコペニアとか、骨や筋肉の衰えが原因で立ったり歩いたりする機能が低下するロコモーティブシンドロームなどの概念よりもさらに広い意味を持ち、認知機能や精神性、社会性などすべての働きが弱まった状態の総称です。

フレイルの状態を放置すると、要介護状態へと進んでいきます。これを予防するために、特に変形性股関節症の方は、栄養と運動の両面において、一段と注意することが必要です。昼夜の別なく起こる股関節の痛みが原因で、活動

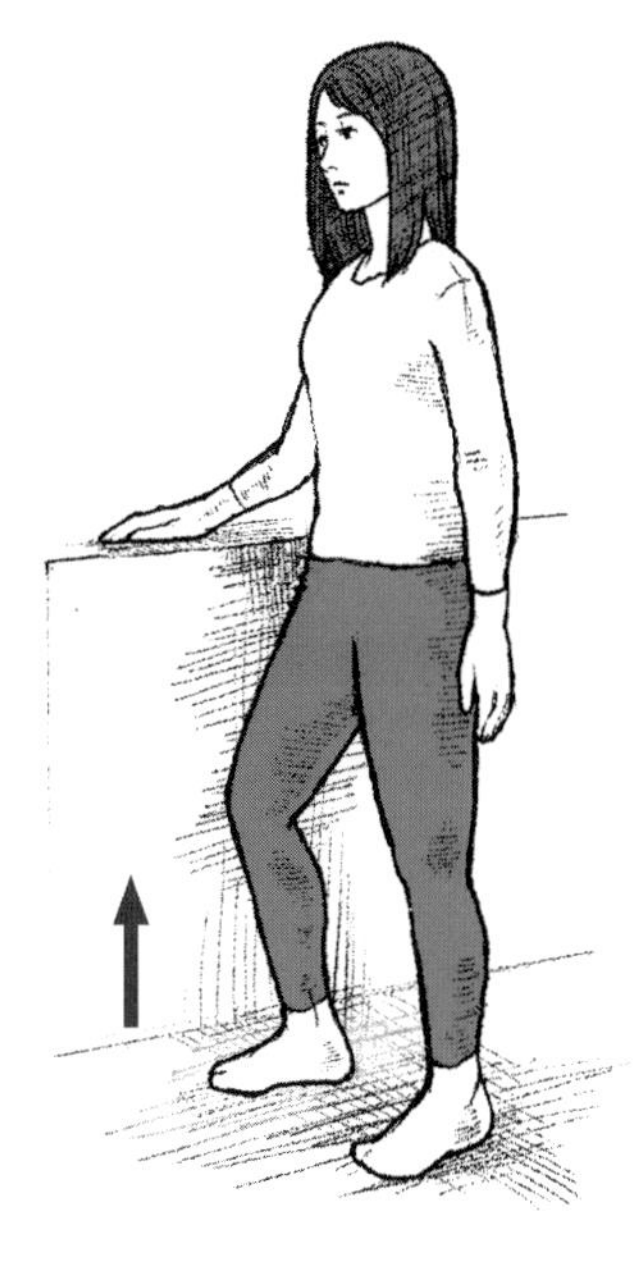

（上）ダイナミックフラミンゴ療法
（開眼一片足立ち訓練）

両目を開け、片手は机などについて、片足を 5cm ほど上げる。

左右の脚を交互に 1 分間ずつ行ない、1 日 3 回繰り返す。

片足立ちは、両足立ちに比べて、約 2.75 倍の負荷がかかり、1 分間の片足立ち訓練は、約 53 分間の歩行に相当する。

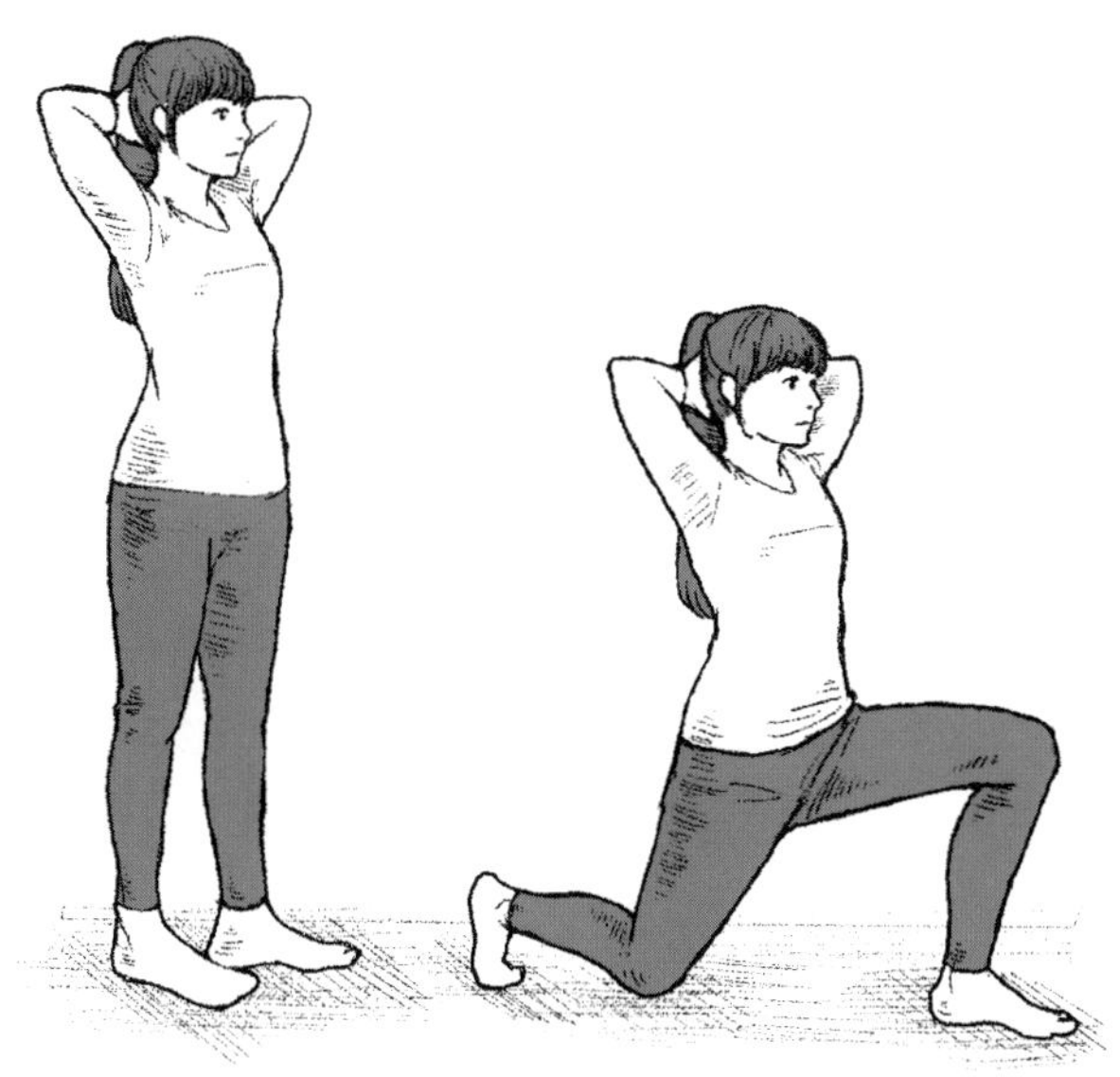

（下）レッグランジ（フォワードランジ）運動
片脚を前方へ 1 歩踏み込み、前脚に体重を移動して、大腿部に少しずつ負荷をかける。不安定な時は、片手を机などにつかまりながら行なう。

図8-1　ロコモーティブシンドローム予防のために自宅でできる運動（1）

スクワット体操
（股関節の体操）
脚幅を腰幅よりやや広めにとり、股関節、膝、足首の関節を運動させて動かす。
無理のない範囲で、数回行なう。不安定な時は、両手を机などについて行なう。

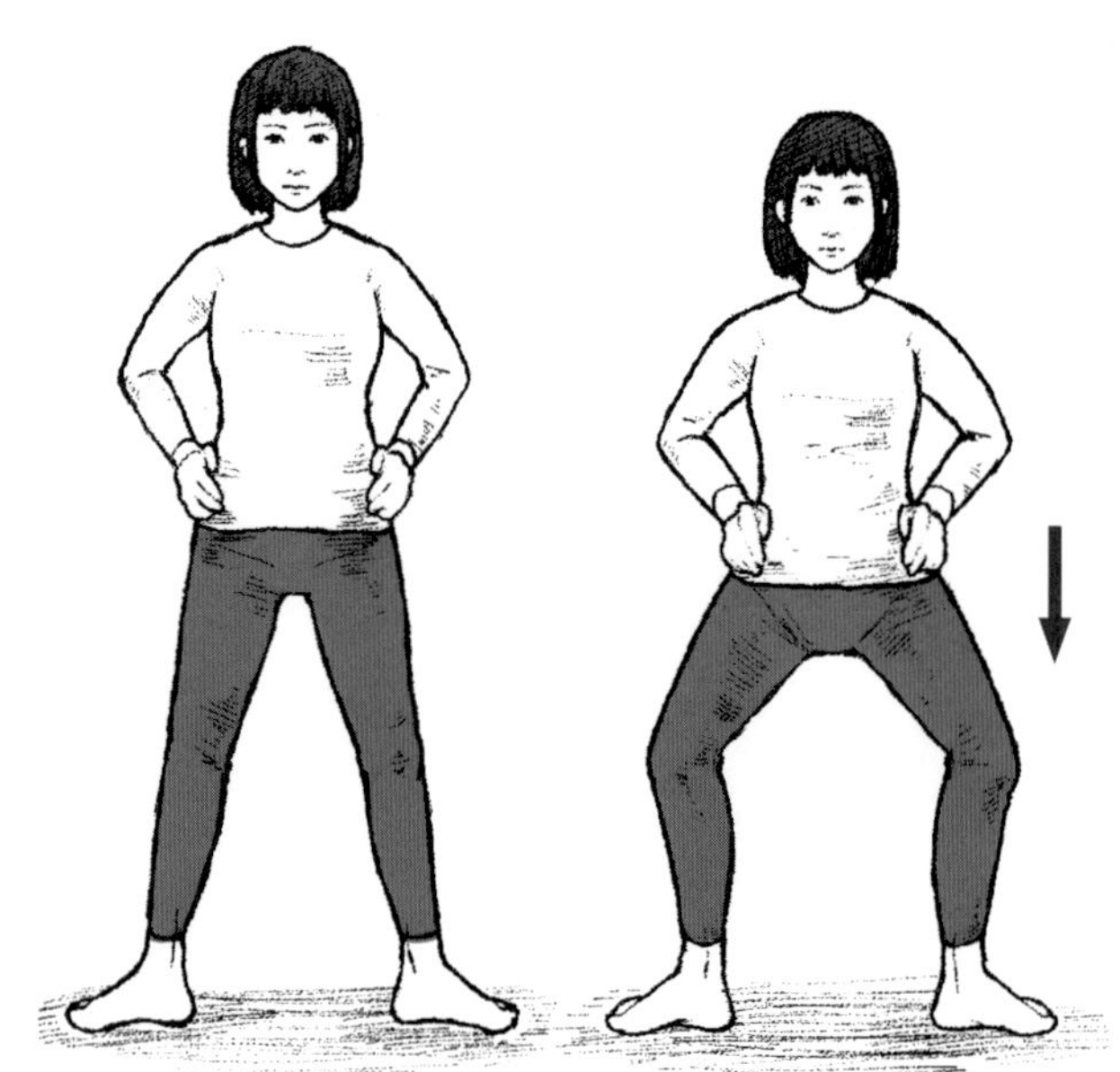

図8-2　ロコモーティブシンドローム予防のために自宅でできる運動（2）

が消極的になり、心理的・精神的フレイルや、社会的フレイルに近い状態を経験された方もいるかも知れません。もしそうした症状を疑われるときは、栄養や運動面、心理面、社会的なリハビリテーション面などで、専門家のアドバイスを受けることをお勧めします。

4．生命寿命と健康寿命

医学や医療の進歩によって、日本人の生命寿命（平均寿命）は延び続け、２０１８年現在、女性で約87歳、男性で約81歳と、世界のトップ集団にあることはご存じのとおりです。けれども問題は、この生命寿命に、健康寿命（日常的に医療や介護に依存することなく、自力で生命を維持し、自立した生活を送れること）が追い付かず、女性の健康寿命は75歳、男性は71歳と、生命寿命との間に大きなギャップが起きていることです。つまり、女性は、生命寿命がくる12年も前から、男性は10年も前から、それぞれ健康な生活活動を維持できなくなっているわけです。

その原因の一つに、骨や筋肉などの運動器が、生命寿命が来るまで、その機能を維持できなくなってしまうことがあげられます。したがって、健康寿命を延ばすためにも骨粗しょう症の予防と治療、転倒の予防、サルコペニア予防のための筋力維持強化、フレイル予防のための十分な栄養摂取などが、変形性股関節症の方にとっては特に重要です。栄養面では、最近は複数の食品メーカーから、フレイルやサルコペニアなどに関連して、高タンパク質、必須アミノ酸などを含む、高エネルギーゼリーなども市販されています。運動時や日常の食事の補助として利用するのも良いかも知れません。

5．かかりつけの運動療法の専門家をもつことの大切さ

変形性股関節症をはじめ、体に障害を持った方や高齢者の方にリハビリテーションを行なうとき、理学療法士など運動療法の専門家は、まずひとりひとりの運動と栄養に関する検討を行ない、最適な負荷量を決定した上で、効果的な運動療法を実施します。

リハビリテーションを受ける変形性股関節症の方は、保存療法中であっても、手術後であっても、自身の栄養状態と、リハビリテーション内容とを専門家に評価してもらい、最大の効果が上がるように努めることが大切です。そのためには医師の場合と同じく、あなたの体の状態を良く知る、かかりつけの理学療法士や運動療法の専門家を見つけることをお勧めします。

術後の運動時に気をつけたい5つのこと

理学療法士　湯田健二

人工股関節置換術を受けた後の運動はとても重要ですが、やみくもに筋力トレーニングをすれば良いというものではありません。手術までの長い期間の股関節の使い方で癖が出ていますし、手術によってそれが急に変わるものではありません。ここでは、人工股関節置換術を受けたあとで運動をする際の注意点を、５つの視点からお話したいと思います。

1．脱臼に気をつける

人工股関節置換術後の脱臼は、日常生活においても気を付けなければならないことの一つですが、第２章でも触れているとおり、近年の人工股関節や手術方法の進歩で、そ

のリスクは極端に減ってきました。

ちなみに、術後3ヵ月以内に生じる脱臼のことを早期脱臼、3ヵ月以降に生じる脱臼を晩期脱臼と呼びます。早期脱臼は脱臼全体の70%を占めるため、リスクが減ってきたとはいえ、脱臼に結び付くような危険な動作は避けなければなりません。

脱臼は、手術の方法によっても異なりますが、無理な運動や姿勢によって、人工股関節が前方あるいは後方へ外れることによって起こります。主治医からしっかりと説明を受けてください。

前方への脱臼は、股関節を過度に伸展・外旋した場合に起こります【図9参照】。伸展とは脚を後ろへ伸ばすこと、外旋とは膝が外側を向くことをいいます。左の股関節を手術した場合を例にすると、仰向けで寝ている状態から左の膝を外側に向けながら右側に寝返るような状況です。

後方への脱臼は過度な屈曲・内転・内旋をした場合に起こります。屈曲とは脚を曲げること、内転とは脚を内側にすること、内旋とは膝を内側にすることをいいます。膝を内側に向けたまま、膝と胸を近づけるような動きです。これらの動きを過度に行なったり、日常的に繰り返すことで脱臼の危険性が高まります。運動時にも同様にこの動きは避けてください。転倒などの事故にも気をつけなければならいことは言うまでもありません。

2. 柔軟性を優先する

手術前の痛み・癖（使い方）・脚長差（脚の左右の長さの違い）などによって生じる筋肉の硬さや、手術によって受ける影響から、股関節周囲の筋肉の柔軟性が低下していることは少なくありません。柔軟性が低下している筋肉に無理な負荷をかけることで、運動時に痛みが生じてしまうことがあります。このような場合は、筋力強化よりも柔軟性の改善を優先するべきです。

運動というと負荷をかけて動かすことをイメージしますが、柔軟性の改善も重要な運動です。自分で行なう柔軟性改善には、セルフマッサージやストレッチがあります。セルフマッサージは、自身の手で軽くマッサージしたり、硬い部位にテニスボールなどを押し当てて行ないます。手術前には、多くの方が股関節の動きの代わりに腰を反ったりねじったりして股関節の動きを補っていますので、手術後は、股関節周囲だけでなく腰や背中のストレッチも重要に

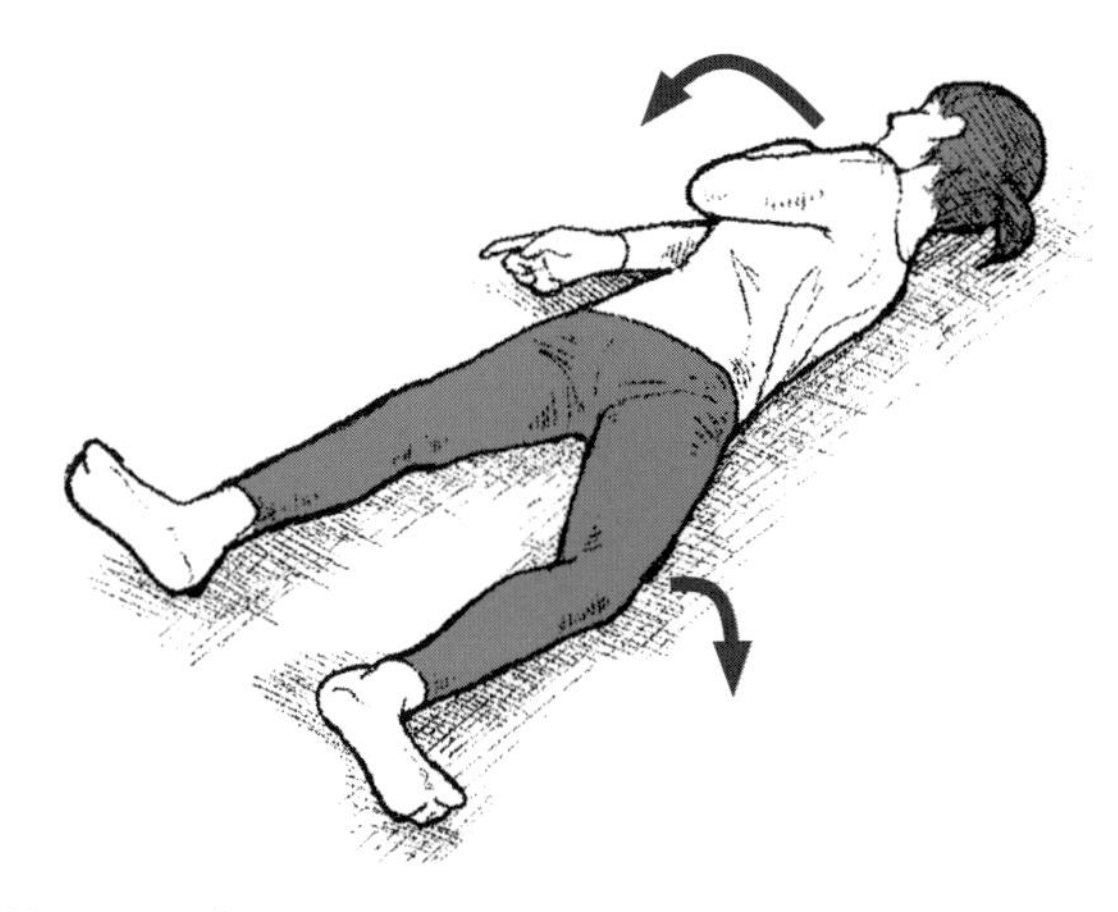

（上）前方へ脱臼する可能性のある動作
左の股関節を手術した場合、仰向けで寝た状態から、左の膝を外側に向けながら右側に寝返ると、前方へ脱臼してしまう可能性がある。

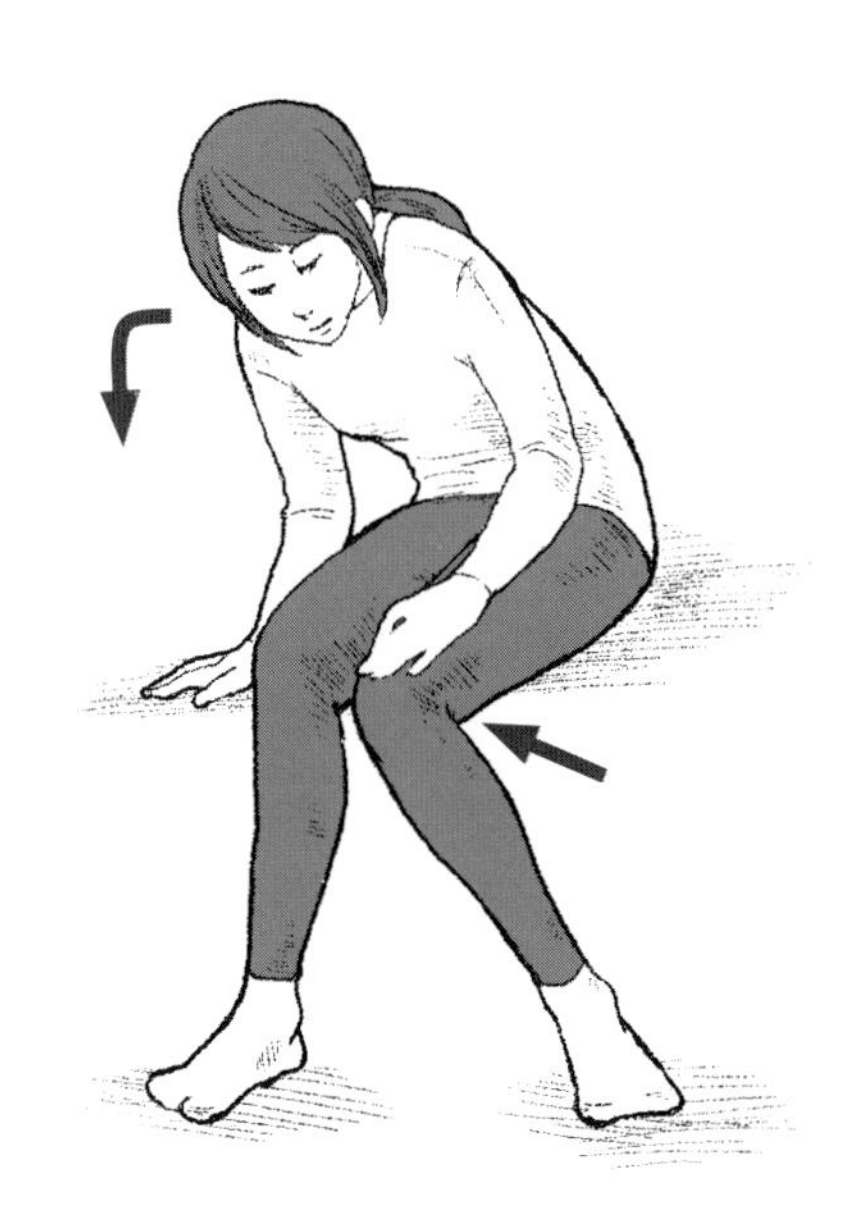

（下）後方へ脱臼する可能性のある動作
膝を内側に引き寄せながら、膝と胸を近づけるように体を前に倒す（靴を履くような動き）と、後方へ脱臼してしまう可能性がある。

図9　術後の脱臼に結びつく可能性のある姿勢や動作

なります。無理なストレッチによって、前述した脱臼を引き起こしてしまう可能性もありますので、担当医師や理学療法士からしっかり指導を受けたうえで実施してください。

3．まずインナーマッスルの強化を

多くの方が、手術前から股関節の使い方に問題があり、その結果股関節が不安定な状態になっています。さらに手術によって、股関節周囲はさまざまな影響を受けるため、運動においては筋肉の〝使い方〟がとても重要になります。

股関節が不安定なままで運動してしまうと、痛みや脱臼につながる可能性もありますので、やみくもに負荷をかけて筋力トレーニングを行なうことは、避けたほうがよいということになります。関節を安定させるためには、身体表面の筋肉よりも、深部にある、いわゆるインナーマッスルを使うことが大切です。インナーマッスルをうまく使えずに運動してしまうことで、関節がさらに不安定になる可能性があります。股関節でいうと、中殿筋（ちゅうでんきん）・小殿筋（しょうでんきん）・外旋（がいせん）筋（きん）群などがインナーマッスルにあたります。

それらの筋肉を強化するには、いきなり負荷の強いトレーニングをするのではなく、軽い負荷で確実に股関節を使うことが重要になります。例えば【図10】のように、椅子に座って足の裏に柔らかいボールを置き、そのボールを足で軽く押し付けながら前後左右に転がす運動や、仰向けで膝・股関節を曲げて足裏のボールを壁に付けた状態から、足を壁から離さずに上下左右、または円を描くように動かすと、インナーマッスルが使われます。

4．代償動作を取り除く

手術前には股関節をうまく使うことができず、多くの方が股関節の動きの代わりに腰などを過剰に使っています。そのような動きのことを、代償動作といいます。代償動作によって、股関節だけでなく、腰や膝に痛みを訴える方が少なくありません。前述したとおり、手術によって代償動作が改善されるわけではありませんので、運動する際には、そうした代償動作を取り除く必要があります。

股関節周囲の筋力トレーニングをする場合は、腰は動かさないようにして、使いたい筋肉を意識しながら運動してください。運動時にはいきなり大きな動きをせず、小さな動きから始めて、使う部位をしっかり意識して行なうことが大切です。お腹に少し力を入れるだけで、腰の動きを抑

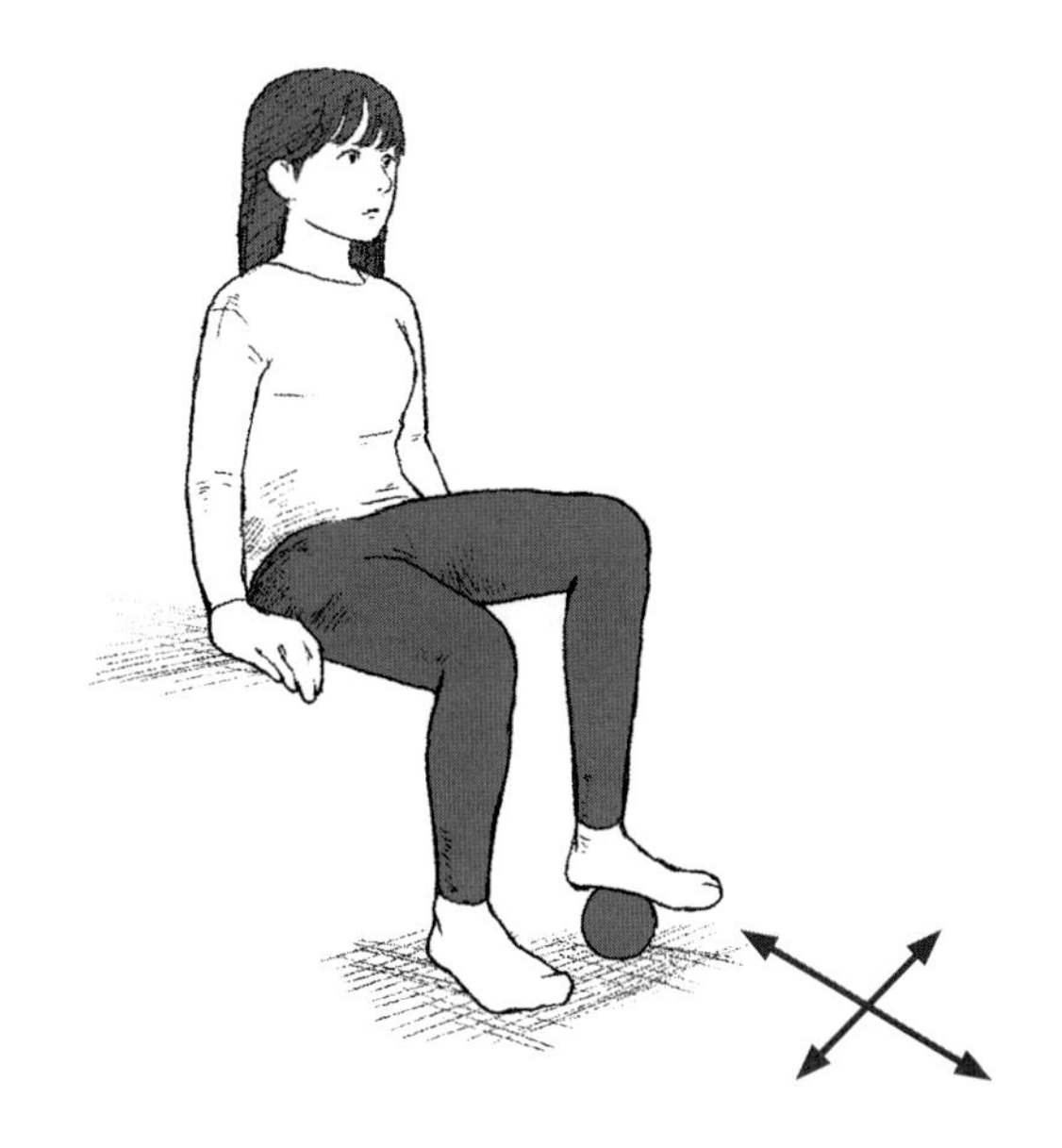

（上）腰を掛けて行なう足裏ボール転がし
椅子などに腰掛け、足裏のボールを押し付けながら、前後、左右に転がす。
この運動を、片足ずつ交互に行なう。

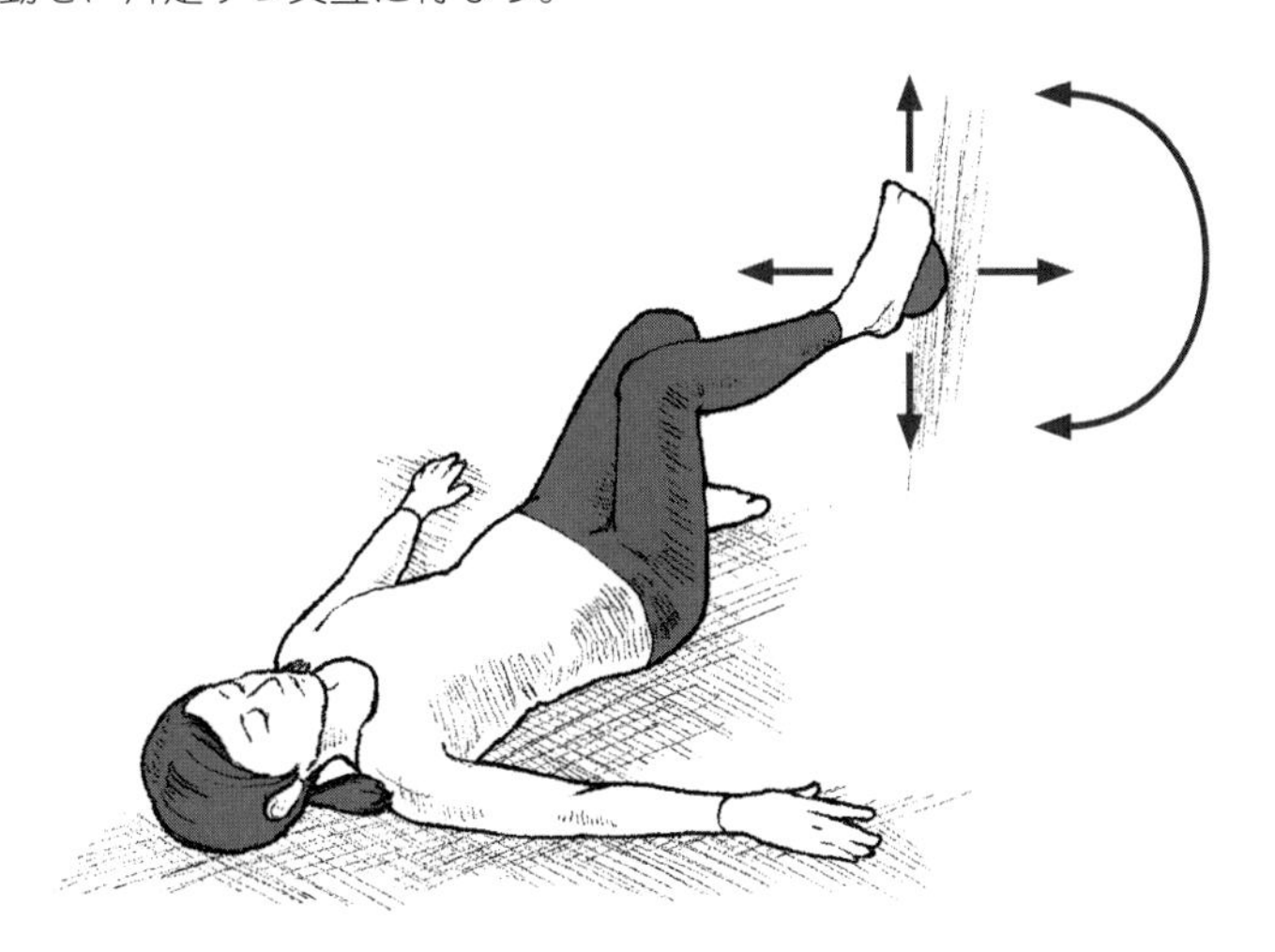

（下）壁を使って行なう足裏ボール転がし
仰向けに寝た姿勢で膝と股関節を曲げ、足裏でボールを壁に押し付けたまま、
足を上下、左右、あるいは円を描くように転がす。
この運動を、片足ずつ交互に行なう。

図 10　インナーマッスル強化のための運動

えることができます。運動時に顎（あご）が上がっていると、お腹に力が入りづらいので、いきまずに、軽く顎を引きながら運動をすることをお勧めします。

5. 運動時には休息が大切

運動の目的によって、運動時の休息時間も異なります。筋力、いわゆる〝力〟をつけたい場合は、運動時の負荷量を多くしなければなりませんが、その分運動と運動の間の休息時間を長くとる必要があります。おおよそ2～5分程度の休息が必要になります。筋肉を太くしたい場合はあまり休息を入れず、おおよそ30秒から1分半程度の休息とし、運動を続けます。長時間歩くときなどには、筋力よりも筋持久力が必要になりますので、そのためには軽い負荷量の運動をし、休息時間は短めの30秒未満に抑えて、運動を継続すると良いといわれています。

手術後、筋肉はどのように回復していくか

理学療法士　関田惇也

人工股関節置換術を受けたあとは、自宅でできる運動として、主治医や担当療法士などからいくつかの方法を指導されることが多いと思われます。また書籍やインターネットを調べると、さまざまな運動のしかたが具体的に説明されていて、患者は自宅での運動に関する知識に不自由しないかに見えます。しかし多くの場合、どの時期にどのような運動を集中的に行なったら良いか、また、いつまで行なったら良いかといった点については十分な説明がなく、自宅で継続して運動を行なう上では、不明な点が多いのが現状です。

さらに、運動の目的の一つとして筋力の回復がありますが、筋力はいつまで回復し、どの程度まで回復するかといった、一般的な筋力の回復過程を理解しておかないと、運動を続けるためのモチベーションも上がらないのではないでしょうか。運動を適切に続けるためにも、一般的な筋力の回復過程を理解し、時期ごとに合った運動を行なうことが

重要です。

1．術後1年目までの筋力回復のしかた

近年の人工股関節置換術は、筋肉をできるだけ切らない手術が主流となっています。手術前から、手術後はすぐに歩けますよと言われることが多く、入院期間も短くなってきています。これを患者の立場で考えると、手術による影響が少なく、筋力も落ちないと聞くと安心する方も多いのではないのでしょうか。確かに、手術後2週間程度で手術前の筋力まで回復するという報告もあり、手術による筋力低下は、以前ほど大きな問題にはならなくなってきている印象があります。

しかしながら私たちの調査によると、手術前の股関節の筋力は、同年代の痛みのない方の筋力の50～60％程度まで低下していることが多く、さらに膝関節の筋力も、70％程度にまで低下していることが分かっています。ですから、手術前の状態まで改善したから良いのではなく、きれいに歩けることや、速く歩けるようになるといった歩行能力の改善や、それに伴う日常生活活動の向上、転倒予防ならびに介護予防を目的として、さらなる筋力の改善が必要となります。

股関節の筋力は、少なくとも手術後1年までは改善することが報告されていますが、同年代の方の筋力の75～85％程度であり、術後10年を経過しても、依然として同年代の方のレベルまで到達していないことも指摘されています。特に、股関節の筋力の中でも，脚を横に広げる筋力（外転筋力）の回復が乏しいことが知られています。外転筋力の回復が乏しく、体重を支えるのに十分でないと，体が横に振れてしまう、もしくは骨盤が傾いてしまうなどで、歩き方に問題が生じることがあります。さらに回復が不十分な場合には、杖を使用しないと歩けないといった、日常生活での困難さも生じる可能性があります。このように、外転筋力の回復は術後の重要な課題であり、長期的な継続した運動が必要となります。

一方で、膝関節を伸ばす筋力（膝関節伸展（しんてん）筋力）については、術後1年で90％程度まで回復しますが、術後1、2ヵ月ぐらいの時期では、ほかの股関節の筋力と比べて回復しにくいことが指摘されています。さらに術後1、2週では、術前の筋力よりも低下しているとの報告もあります。膝関節伸展筋力の回復が不十分だと、速く歩けないだけで

なく、転倒リスクが上がるといった報告もありますから、術後1ヵ月以内の膝関節伸展筋力の低下には、十分な注意が必要です。

このように人工股関節置換術後においては、股関節だけでなく、膝関節の運動も積極的に行なう必要がありますが、筋肉の種類によって回復の仕方や程度が異なりますので、時期別にトレーニング方法を変えることが重要なのです。

2. 時期ごとに異なる運動方法

術後1ヵ月程度の早い時期における積極的なトレーニングは、股関節周囲の筋肉に無理がかかり、痛みが出る可能性があります。そのためこの時期には、膝関節の筋力を積極的に強化することをお勧めします。【図11】はその具体的な方法です。

まず仰向けになって、膝下に10㎝程度に丸めたタオルを置き、それを膝下でつぶすような運動を行なってください。腰掛けて行なう場合には、椅子の奥までしっかりと座り、膝を最後まで伸ばすようにしてください。この動作は、最低でも5秒以上は継続して行なうようにしてください。これらの運動は股関節の筋肉には負担をかけにくいため、安全に行なえます。杖を使った歩行が安定してきた時期には、体重をかけて行なうスクワット運動が勧められます。スクワットを行なう際には、必ず椅子を後ろに置き、転倒しないように注意してください。

次に、術後1ヵ月以降における運動ですが、このころになると、股関節周囲の痛みが落ち着いてきていると考えられるため、股関節の運動を積極的に行なうようにしてください。特に股関節外転筋の筋力回復を促進する目的で、横向きに寝て、脚を上げて止める運動が勧められます。この運動を行なう際は、脚がしっかりと真横に上がっているかどうかを確認し、5秒程度は止めるようにしてください。

術後1年目以降は、筋力の自然回復はほぼ認められなくなる時期にあたりますが、積極的な運動によって、筋力に回復が見られるとの報告もあります。この時期には体重をかけて行なう運動として、片足立ちになって反対側の骨盤と脚を持ち上げる運動が勧められます。ただし、運動中にバランスを崩して転倒する危険性もあるため、必ず手すりなどにつかまって、安定した状態で行なってください。

術後１ヵ月までの運動
（上）膝下のタオルをつぶす　（中）腰掛けて膝を伸ばす　（下）スクワット運動

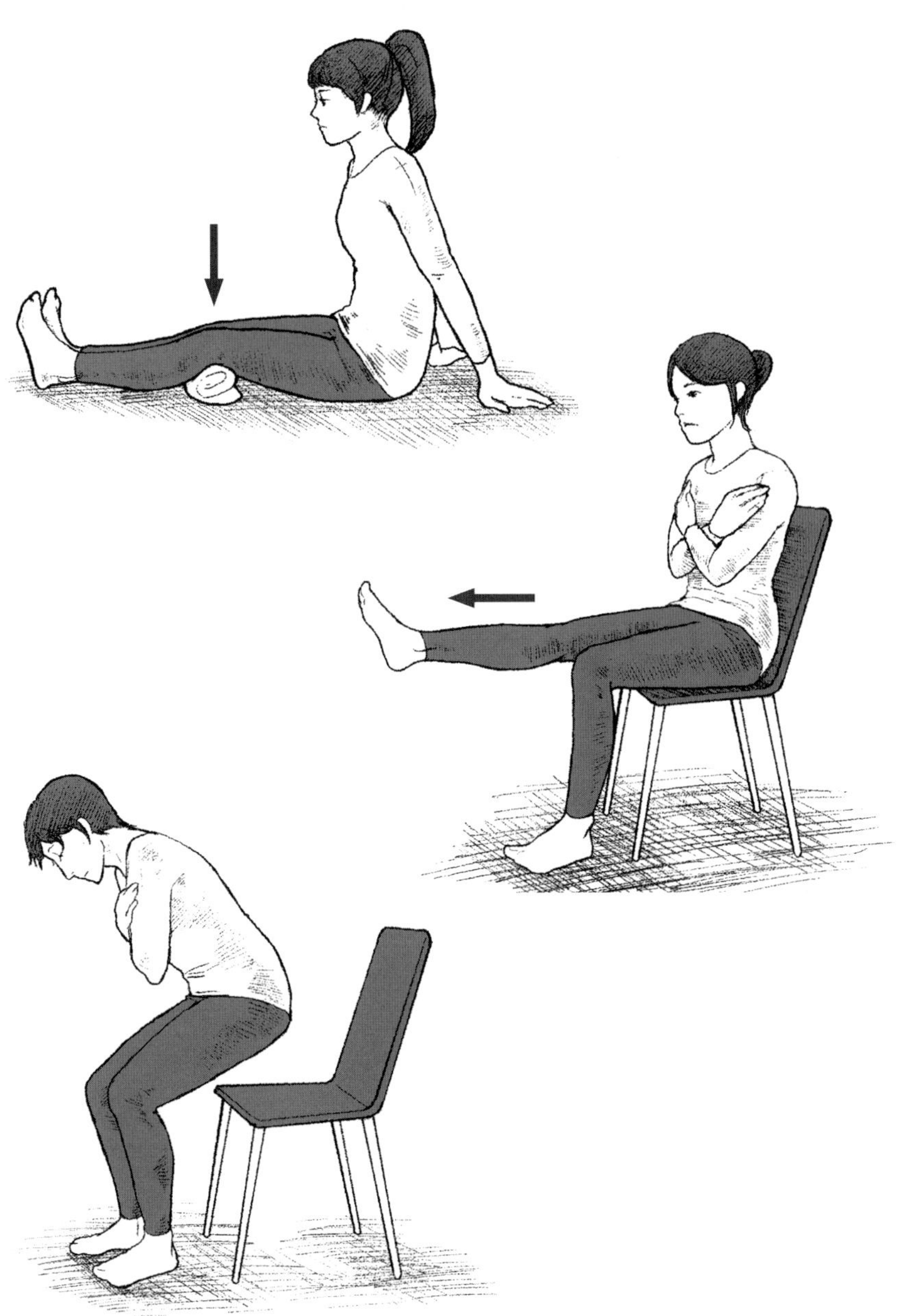

図 11-1　術後の各時期に適した運動（1）

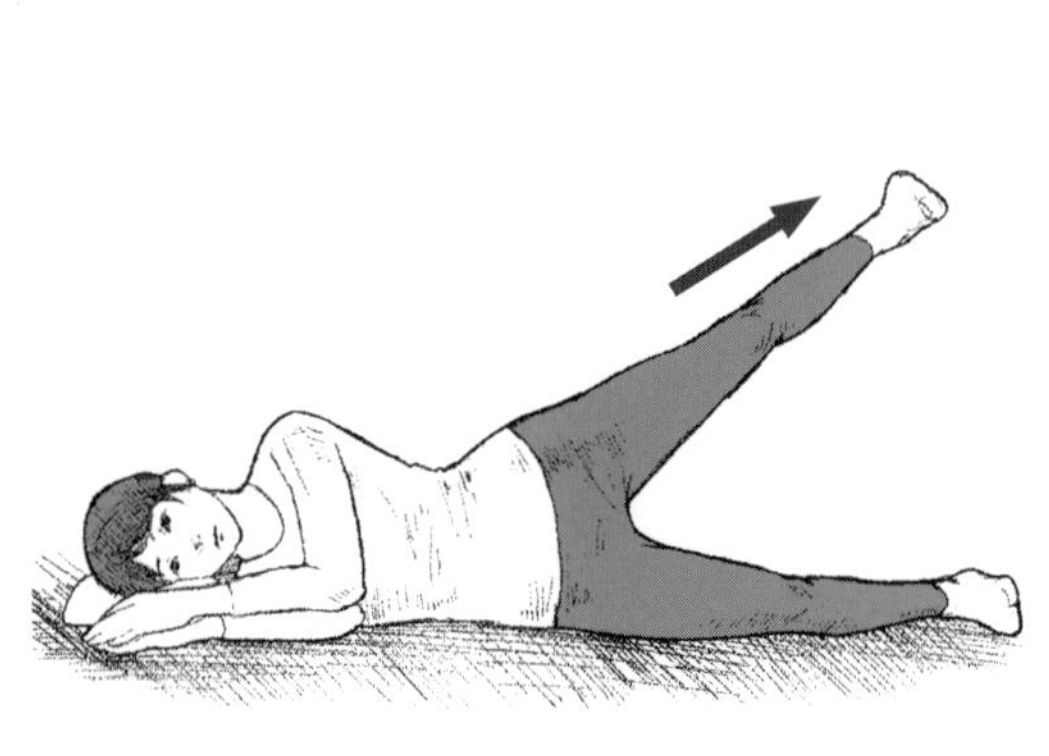

（上）術後１ヵ月以降の運動
膝横向きに寝た状態で脚を伸ばして上げる

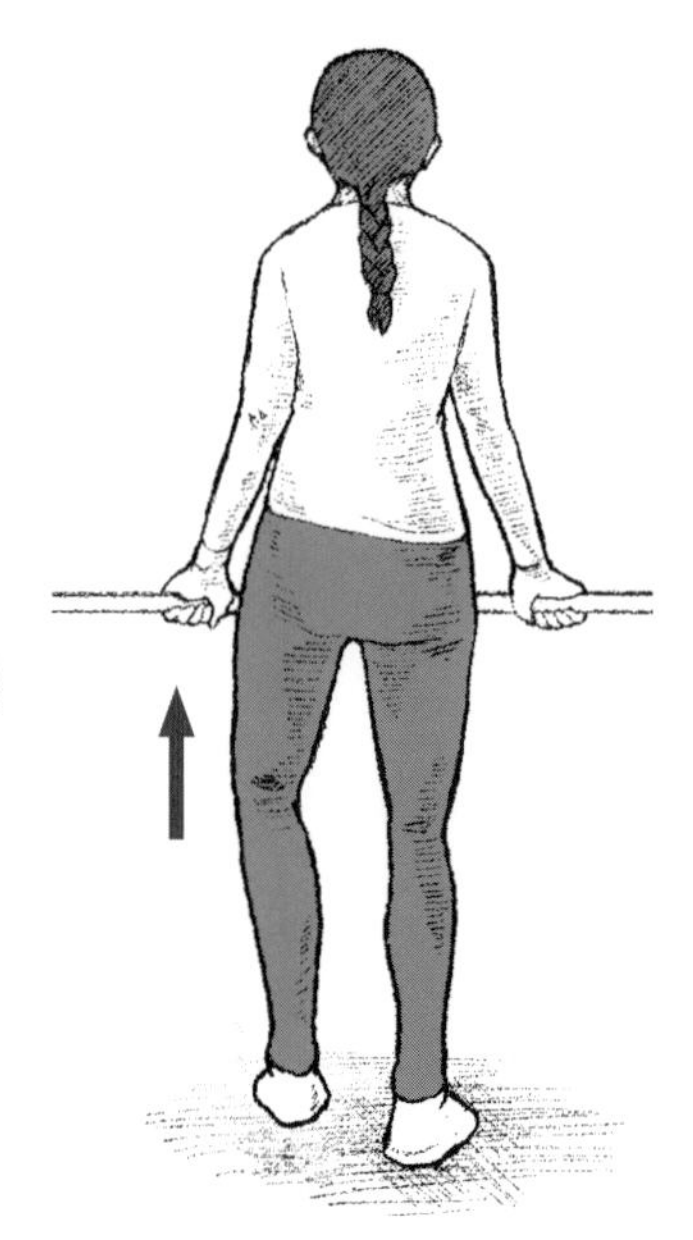

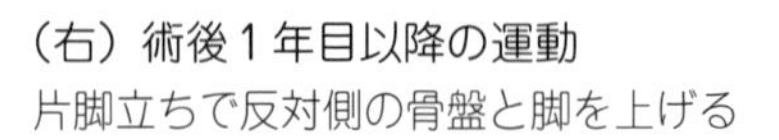

（右）術後１年目以降の運動
片脚立ちで反対側の骨盤と脚を上げる

図 11-2　術後の各時期に適した運動（2）

これらの運動の回数や頻度は、痛みが出現しないことを目安とし、数日間行なってみても問題がない場合は、少しずつ回数と頻度を増やすようにしてみてください。またこれらの運動を続けるにあたっては、カレンダーや手帳などに、行なった運動とその回数を記録するようにし、それを周りの人に見てもらうようにしてください。そうすることでモチベーションが向上し、運動は継続しやすくなると思われます。

今回紹介した運動は、あくまでも一般的な方法であり、手術方式や個人の特性（ひとりひとりの姿勢や動作）などによって、筋力の回復過程は異なる可能性があります。そのため、ひとりひとりの状況にあった方法を主治医や担当療法士などに確認してから、運動を進めるようにしてください。

手術後に現れる痛みとの向き合い方

理学療法士　岩村元気

人工股関節置換術は、変形性股関節症や関節リウマチなどの疾患によって起きる、痛みや関節可動域制限（動きの範囲が狭くなること）、歩行障害などを改善するための、外科的治療法の一つです。最近の調査では、人工股関節置換術を受ける方は、年々増加する傾向にあります。しかしながら、手術を受けるかどうか悩んでいる方も多い印象があります。また手術が決まっていても、不安を抱かれている方も少なからずいることと思います。その悩みや不安の理由に、「手術後、痛みがどうなるかが分からない」や「手術後も痛みが残ったらどうしよう」など、痛みに関する不安や恐怖が多いように思います。

一言で「痛み」と言っても、痛みはさまざまなものに影響されます。炎症などの局所的な痛みもあれば、姿勢や運動の影響による痛みもあります。心理・社会・環境なども痛みに関連するとされています。また、これらは独立して存在するわけではありません。例えば、気分が落ち込むことを「肩を落とす」と表現します。気分が落ち込んでいる人は胸を張っては歩きません。おそらくは前かがみで、背中が少し曲がってしまう方がほとんどだと思います。

このように、感情などの心理面は、姿勢や運動と相互に関係します。人によって、痛みの強度も違えば、痛みに影響するものの割合も異なります。そのため、痛みは多面的に捉える必要があり、痛みを持っている本人も、自分の痛みについて理解を深めることは重要なことです。ここでは、局所的な痛みや、姿勢や運動の影響による痛みに焦点を当てて考えてみたいと思いますが、その背景には、心理・社会・環境の影響の可能性があることも頭の片隅に置いていただけると幸いです。

人工股関節置換術後の2、3日は、手術前と同程度の痛みが出現します。その後、時間の経過とともに痛みは軽減していきますが、退院時に痛みが全く無いという方は少ないのが実情です。しかし退院したあと、痛みは時間の経過とともに軽減していくので、退院するときの痛みがいつまでも持続するわけではありません。痛みは「必ず減る」という認識が大切です。

では、なぜ変形していた関節を入れ替えても痛みが出るのでしょうか。その要因を考えていきたいと思います。

手術をすると傷ができます。最近の手術では、傷口を可能な限り小さくするための方法も考案されていますが、傷はできます。そのため、組織にはさまざまな影響が生じ、時間の経過とともに治癒していきます。

手術後3～4日目までを炎症期といい、その名のとおり炎症が生じます。炎症には5つの徴候、痛み、腫れ、熱、発赤、機能障害（足が動かしにくい状態や重く感じる状態）がありますが、この時期の痛みは、創部（傷）の安静を促すための、身体の防御反応です。例えば、傷があるにも関わらず、痛みが全く無ければどうでしょうか。その場合はおそらく、創部に負担がかかろうと、お構いなしで動かしてしまいますよね。ところが、それでは創部がいつまで経っても治らない、あるいは治るまでに時間がかかってしまいます。それを防ぐために、身体には痛みを生じさせるような仕組みがあるわけです。つまり、炎症期に生じる痛みは悪者ではなく、身体を守ろうとする反応の一つであり、痛みの捉え方を考え直す必要がありそうです。

手術後4日～2週目までを増殖期と言います。この時期には、炎症が落ち着き、創部の痛みは減ってきます。この時期のリハビリテーションでは、適切に関節を動かす練習や歩行練習などが開始され、活動量が上がります。そのため、創部の痛みは減りますが、代わりに筋肉の「突っ張りや、こわばり」のような痛みが生じます。痛みの部位も、太ももやお尻、ふくらはぎなど、一見関係ないような場所にも出現します。これは、股関節機能の代償（だいしょう）として、腰や膝、あるいは足部などに負担がかかっているためです。創部の痛みは時間とともに軽減しますが、代償として起きる痛みは、適切な関節の動きや筋力、姿勢や動作を改善しなければ、残存する痛みになると思います。

手術後2週目以降は、創部が完治に向かう時期であり、成熟期と呼ばれます。この時期に創部の痛みはほとんど感じられなくなりますが、創部が完治するまでには6ヵ月程度の時間を必要とします。手術後2週目ぐらいで退院する方が多くおられますが、退院後、家事や趣味などを行なうことで、活動量は入院時よりも上がることが予測され、その場合は、代償に関連する筋肉やほかの部位の痛みが主になります。これらの痛みは、その場所に負担がかかっている証拠でもあるので、長期間持続すると二次的な腰痛などの発症につながってしまいます。

変形性股関節症の患者には、腰痛やひざ痛を併発している方が多く見られます。これは、痛みをかばうためや股関節の動きの代わりに、腰やひざを過剰に使うためであると考えられます。

手術前から腰痛があった方に対する調査結果を見ると、人工股関節置換術後、時間の経過とともに腰痛も軽減することが明らかにされています。この調査では、姿勢の変化が腰痛の軽減に関連していることが述べられています。つまり、手術後に腰痛を軽減させるためには、姿勢を改善することが有用である可能性があります。逆に言えば、手術後も股関節の動きや筋力の回復が十分でなければ、腰痛の持続や、新たな腰痛発症の可能性もあるわけです。

また、手術前にひざ痛があった方に対する調査においても、人工股関節置換術後、手術と同側のひざ痛は軽減することが明らかにされています。ただ一方で、手術後もひざ痛が残存する方が7.3％ほどいることも報告されています。決して高い確率ではありませんが、ひざ痛が残存する方の特徴として、実際の脚の長さに左右差が無いにも関わらず、あたかも手術した方の脚が、手術していない脚と比較して長くなったと感じてしまうことがあげられています。手術した側の脚を長く感じる要因はいろいろ考えられますが、股関節の動きや、骨盤、背骨の傾きが影響していることが明らかにされています。これらの結果を踏まえると、リハビリテーションにおいては、まずは、股関節の動きや筋力を回復させることが重要と思われます。さらに、股関節だけではなく、体全身を包括的に見ることが必要となるため、退院後も、リハビリテーションを継続することが望ましいのです。

術後のリハビリテーションにおいて重要なことは、参加型のリハビリテーションを実践することです。私たち理学療法士などに依存するだけでなく、患者自身も治療者の一員であるという意識で主体的に臨むことが大切です。痛みに固執するのではなく、「痛いけれどできる」という場を増やすことが重要であり、達成感を得ることで痛みの軽減にもつながります。

医療関係者 **プロフィール** (登場順；所属・肩書きは取材時)

●近藤宰司（こんどう　さいじ）

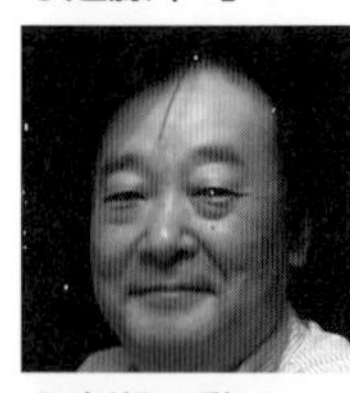

医学博士
日本整形外科学会　整形外科専門医／日本人工関節学会　認定医
現在：座間総合病院　人工関節・リウマチセンター　センター長
　　昭和大学藤が丘病院整形外科兼任講師
経歴：昭和大学医学部卒業、米国インディアナ大学整形外科にて研修
その他：日本人工関節学会　評議員／
　　整形外科バイオマテリアル研究会　評議員

●広瀬　勲（ひろせ　いさお）

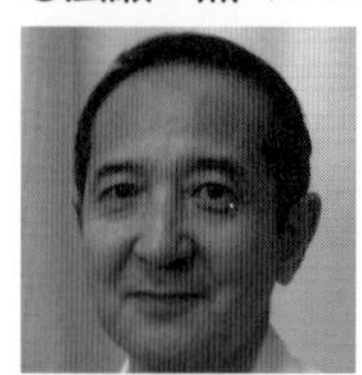

医学博士
日本整形外科学会専門医／日本リウマチ学会専門医／日本骨粗鬆症学会認定医／日本整形外科学会運動器リハビリテーション医／日本整形外科学会スポーツ医
現在：医療法人社団広瀬整形外科リウマチ科　理事長
　　昭和大学薬学部客員教授
経歴：昭和大学医学部卒業、米国インディアナ大学整形外科留学
　　昭和大学藤が丘リハビリテーション病院 整形外科専任講師
その他：日本整形外科学会／日本リウマチ学会 評議員／日本骨粗鬆症学会

●前田昭彦（まえだ　あきひこ）

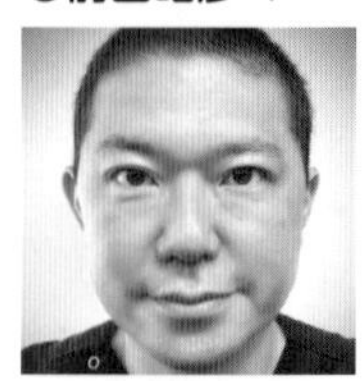

医学博士
日本整形外科学会　認定専門医・指導医／日本人工関節学会　認定医／
身体障害者福祉法指定医
現在：昭和大学横浜市北部病院　整形外科講師
経歴：昭和大学医学部卒業
その他：日本スポーツ協会公認スポーツドクター／難病指定医

●永井 聡（ながい　さとし）

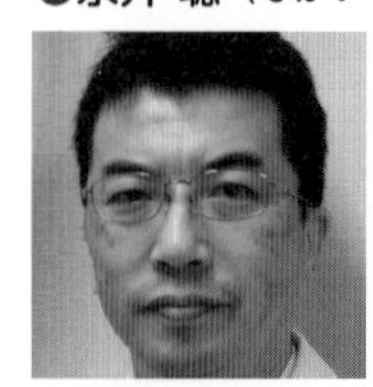

骨関節系専門理学療法士／認定理学療法士 運動器／骨粗鬆症マネージャー
現在：医療法人社団広瀬整形外科リウマチ科　部長
経歴：昭和大学藤が丘病院
　　昭和大学藤が丘リハビリテーション病院
その他：日本理学療法士協会／日本運動器理学療法学会／日本股関節学会、他
　　理学療法士向け実技講習会講師など

●東保潤の介（とうぼ　じゅんのすけ）

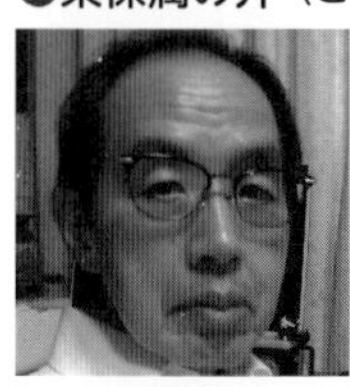

理学療法士
現在：フリーにて治療活動中
経歴：元　富士温泉病院理学療法科勤務
　　矢野英雄医師のもとで変形性股関節症の保存、
　　術後リハビリテーション治療を多数経験

●豊田裕司（とよだ　ゆうじ）

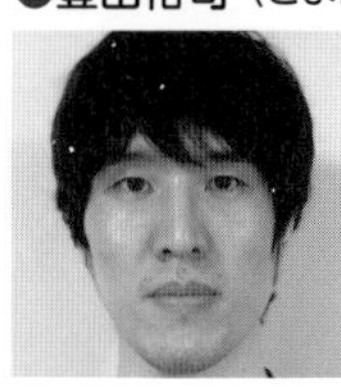

理学療法士／スポーツ健康科学修士
現在：JMA 座間総合病院リハビリテーション科主任
経歴：文京学院大学保健医療技術学部理学療法学科卒業、順天堂大学大学院スポーツ健康科学研究科博士前期課程卒業

●唐澤幹男（からさわ　みきお）

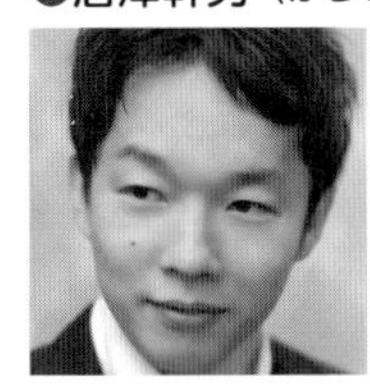

理学療法士／保健医療学修士
現在：株式会社トータルボディメイク代表
経歴：茨城県立医療大学大学院卒業
その他：東京リハビリテーション専門学校非常勤講師
筑波大学ハンドボール部トレーナー
入谷式足底板上級コース終了／
ヨガインストラクター RYT ２００終了

●山田　稔（やまだ　みのる）

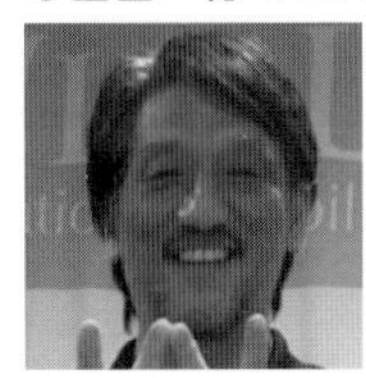

作業療法士
現在：リハビリスタジオ　Will Labo　代表
経歴：作業療法士
富士温泉病院作業療法科勤務　変形性股関節症専門医の指導受ける
その他：変形性股関節症に特化したリハビリスタジオ　Will Labo を創設
「患者の生活上の苦労を、作業療法でどう軽減、解決出来るか」がテーマ

●湯田健二（ゆだ　けんじ）

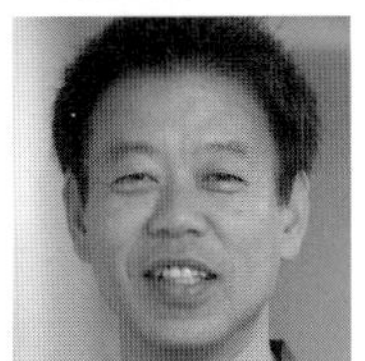

理学療法士
現在：JMA 経営企画本部医療技術統括部　リハビリテーション科統括科長
経歴：国立療養所箱根病院付属リハビリテーション学院卒業
JMA 海老名総合病院リハビリテーション科科長
神奈川県立保健福祉大学大学院修士課程修了

●関田惇也（せきた　じゅんや）

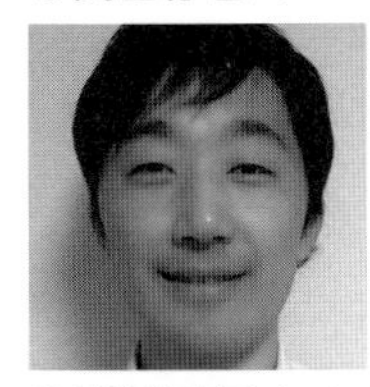

理学療法士
現在：JMA 座間総合病院リハビリテーション科勤務
経歴：北里大学医療衛生学部リハビリテーション学科卒業
北里大学大学院医療系研究科博士課程入学

●岩村元気（いわむら　げんき）

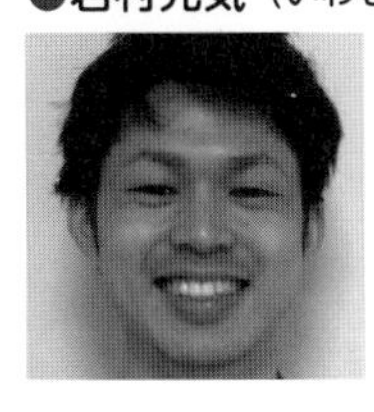

認定理学療法士運動器
現在：JMA 座間総合病院リハビリテーション科勤務
経歴：徳島文理大学保健福祉学部理学療法学科卒業
JMA 海老名総合病院　リハビリテーション科

あとがき

病気にかかると、私たちはそれまで気にも留めずにきた難しい医学情報にも、自然と注意を払うようになります。インターネット、テレビ、新聞、雑誌、周囲のひとの話などが、意識せずに耳に飛び込んでくるような気がしませんか。

しかし、そうして得られた情報をよく調べてみると、すでに過去のものとなった医学常識とか、個人の思い込みから来るアドバイス、うわさ話程度の知識など、科学的根拠に乏しい情報も、けっこう紛れ込んでいるものです。結果として、情報の真偽を十分確かめることもせずに、大切な治療方針を決めてしまうことも、無いとは言えません。

〝賢い患者〟という言葉を耳にされた方もあると思います。

「患者は、自分の病気について人任せにせず、積極的に医療に参加しましょう」と言うときに使う言葉です。

しかし、そのためにはまず、病気についての正しい知識、言い換えれば、患者が治療に向かって行動するための正しい情報が用意されていなければなりません。

本書の出版にあたっては、股関節の障害で悩む方に、この先、病気と向き合っていく上で必要な、正確な情報を届けることを、第一の目標としました。

そのため登場する患者の方々には、自身の病気体験やこころの動きなどを同病の方に役立ててもらえるよう、できる限り具体的に、そして客観的に話をしていただきました。
また医療者の方々には〝患者中心の医療〟という立場から、最新で、中立的で、科学的根拠の大きい情報を、精選して提供していただくようお願いしました。

じっとしていても汗ばむような夏の昼下がり、急坂に面した取材場所まで、2本のポールを頼りに歩いて来られたSさん。痛む両脚を崩すことなく、2時間にも及ぶ自宅インタビューに応えてくださったHさん。そのほか、病気と共に過ごして来た長年の思いを、包まずに語ってくださった10人の患者の皆さまに、改めて敬意と感謝の気持ちを捧げます。

医療者の方々には、診療の合間を縫って、何度となく取材に応じていただきました。特に専門医の立場から、医学上の内容を、ふだん診察室で語る言葉を使って再現し、後日厳しい内容チェックと細かなアドバイスを惜しまれなかった、近藤宰司医師、広瀬勲医師、前田昭彦医師に、こころからの謝意を表します。
また永井聡理学療法士、東保潤の介理学療法士、山田稔作業療法士には、困難な患者インタビューを実現させるために、セラピストの立場からきめ細かな橋渡しをしていただき、理学療法士の高須孝広、豊田裕司、湯田健二、関田惇也、岩村元気、唐澤幹男の諸氏には、患者の日常生活が少しでも快適なものとなるように、体やこころのあり方について、ふだん知る機会の少ない助言を惜しみなく提供していただきました。ご尽力に感謝いたします。

最後に、長期間にわたる取材に協力いただいた医療ライターの嶋康晃氏と、患者の視点から編集の細部にわたって助言を惜しまれなかった片山典子氏、図版作成をいただいた美術解剖学の上滝玲子氏、表紙デザインをいただいた絵本画家の水谷万樹氏に、衷心よりお礼を申しあげます。

２０２０年10月

ライフサイエンス出版　医療編集室　取材班

編集・制作 スタッフ

構成・編集●武原信正
取材協力●嶋　康晃
編集協力●片山典子
本文図版●上滝玲子（美術解剖学）
表紙デザイン●水谷万樹（La Zoo）
レイアウト●水野昌彦
制作進行●松本卓子

股関節の痛みと向き合うための5章

2021年1月20日発行
編　集　ライフサイエンス出版　医療編集室
発行者　須永光美
発行所　ライフサイエンス出版株式会社
〒105-0014　東京都港区芝3-5-2
TEL. 03-6275-1522　FAX. 03-6275-1527
http://lifescience.co.jp/
印刷所　大村印刷株式会社

ISBN 978-4-89775-426-0 C0047